SCHILD-DRÜSE

SCHONEND BEHANDELN

PROF. DR. MED. HENNING DRALLE

Stiftung Warentest

INHALTS-VERZEICHNIS

Erklärung der Symbole

Jede farbige Textpassage bietet Ihnen spannende und besonders wissenswerte Zusatzinformationen. Diese Symbole zeigen Ihnen, was Sie hier erwartet.

Gut zu wissen | **Achtung!** | **Verblüffendes** | **Eine kurze Anleitung** | **Aus der Forschung**

DIE SCHILDDRÜSE, DAS UNBEKANNTE WESEN

Unsere Schilddrüse produziert Hormone, die komplexe Körperfunktionen, zum Beispiel Wachstum und Energieversorgung, steuern. Wie wichtig die Schilddrüse ist, bemerken wir in der Regel erst, wenn etwas schiefläuft.

Kleines Organ, große Wirkung

Für Gesundheit und Wohlbefinden ist die Schilddrüse unentbehrlich. Ein Kontrollsystem sorgt dafür, dass alles in Balance ist.

Die Schilddrüse ist ein kleines, schmetterlingsförmiges Organ im Halsbereich. Vermutlich haben Sie bereits davon gehört, dass dieses kleine, scheinbar unauffällige Organ sehr wichtig ist. Doch anders als bei Organen wie Lunge, Herz oder Darm haben die meisten Menschen bei der Schilddrüse nur eine vage Vorstellung von deren Aufgaben im Körper. Kein Wunder, denn diese sind sehr vielfältig und komplex.

Wie stark Gesundheit und Wohlbefinden vom reibungslosen Funktionieren unserer Schilddrüse abhängen, bemerken wir meist erst, wenn etwas schiefläuft. Dann rückt das kleine Organ plötzlich ins Zentrum der Aufmerksamkeit. Die Schilddrüse kann sich aber auch nur vergrößern, und es können sich Knoten bilden. Bei beiden Fehlentwicklungen der Schilddrüse, den Funktionsstörungen (Unterfunktion, Überfunktion) und den Wachstumsstörungen (Struma, Knoten), gibt es viele Fragen. Auch vieles, das wir noch immer nicht genau wissen.

Möglicherweise haben Sie deshalb zu diesem Buch gegriffen: Vielleicht plagen Sie Beschwerden, die, wie Sie gehört oder gelesen haben, mit der Schilddrüse zusammenhängen können. Oder aber, Ihre Hausärztin oder Ihr Hausarzt hat einen entsprechenden Verdacht geäußert oder bereits auffällige Werte bei Ihnen festgestellt. Es kann jedoch auch sein, dass bei Ihnen rein zufällig eine Veränderung der Schilddrüse, etwa ein Knoten, entdeckt wurde, und Sie sich nun fragen, was das für Sie bedeutet und worauf Sie sich in Zukunft einstellen müssen. In all diesen Situationen lautet die gute Nachricht: Die allermeisten Schilddrüsenerkrankungen sind gut behandelbar!

Dieses Buch will Ihnen dabei helfen, Ihre Erkrankung und Beschwerden besser zu verstehen und so gut informierte Entscheidungen für Ihre Behandlung und Ihre Gesundheit zu treffen. Der erste Schritt dazu: die Schilddrüse selbst, das unbekannte Organ, genauer zu verstehen. Denn um eine kranke Schilddrüse zu behandeln, muss zunächst einmal klar sein, was eine gesunde Schilddrüse leistet – und das ist eine ganze Menge!

Fabrik für die Bausteine des Lebens

In einem Satz: Die Schilddrüse produziert lebenswichtige Hormone. Genauer gesagt wirken Schilddrüsenhormone alters- und geschlechtsabhängig im Prinzip auf alle Energie- und Stoffwechselprozesse, Organe und Zellen. Am bekanntesten ist die Bedeutung der Schilddrüsenhormone für Hirn und Herz. Nicht weniger wichtig sind die Schilddrüsenhormone für die Magen-Darm-Funktion, die Leber, Sinnesorgane, Knochen und Fettstoffwechsel. Vereinfacht könnte man also sagen: Schilddrüsenhormone werden (fast) überall im Körper gebraucht. Vor diesem Hintergrund überrascht es nicht, dass eine Störung dieser Hormonproduktion sehr umfassende und vielfältige Folgen haben kann. Mehr über die möglichen Symptome von Schilddrüsenerkrankungen erfahren Sie ab Seite 20.

Die beiden wichtigsten, in der Schilddrüse gebildeten Hormone sind zwei Aminosäuren, das heißt, Eiweißbausteine, auch „Bausteine des Lebens" genannt, mit Namen L-Thyroxin, genauer: Tetrajodthyronin (T4), und L-Trijodthyronin (T3). Wie der Name der Hormone schon vermuten lässt, benötigen beide Hormone Jod als essenziellen Bestandteil. T4 benötigt vier Jod-Atome, T3 drei Jod-Atome. Da der Körper selbst der Schilddrüse nicht genug Jod zur Verfügung stellen kann, ist eine ausreichende Jodzufuhr durch die Nahrung Voraussetzung für eine bedarfsgerechte Produktion von Schilddrüsenhormonen.

Was passiert, wenn die Jodaufnahme unzureichend ist, sieht man vor allem in Jodmangelgebieten, in früheren Zeiten vor Einführung der Jodsalzprophylaxe insbesondere in Bergregionen: Es kommt dann vermehrt zum sogenannten Kropf (Struma), das heißt zur kompensatorischen Zell- und Gewebezunahme der Schilddrüse und im längeren Verlauf auch zu Knotenbildungen. Die Jodmenge, die eine Kropfbildung verhütet, ist individuell und regional unterschiedlich, sie sollte jedenfalls 150 Mikrogramm täglich nicht unterschreiten.

WIE STEHT'S UM UNSERE JODVERSORGUNG? Deutschland war früher ein Jodmangelgebiet, mit der Folge, dass auch heute noch vermehrt Jodmangelkröpfe in der Bevölkerung auftreten. In den letzten Jahren hat sich die Jodversorgung gebessert. Sie liegt mittlerweile bei durchschnittlich 120 bis 150 Mikrogramm täglich.

Sie sollten mit Ihrem täglichen Speiseplan unterstützend helfen, sich ausreichend mit Jod zu versorgen. Mehr darüber erfahren Sie ab Seite 151. Aber Vorsicht: Es gibt bei Jod auch ein Zuviel – vor allem dann, wenn eventuell eine Schilddrüsenerkrankung vorliegt. Insbesondere bevor Sie jodhaltige Nahrungsergänzungsmittel nehmen, sollten Sie sich daher ärztlich beraten lassen und etwaige Schilddrüsenerkrankungen abklären.

Ein ausgeklügeltes Kontrollsystem

„Kontrolle ist das halbe Leben" – eine Binsenweisheit, die aber für alle Vorgänge im Körper von enormer Bedeutung ist. Ohne Selbstkontrolle kein Leben. Doch kein Organ im Körper funktioniert für sich allein. So auch die Schilddrüse: Die von der Schilddrüse produzierten und in der „Peripherie" des Körpers, den Organen und Zellen, wirkenden Hormone werden von der der Schilddrüse übergeordneten Hirnanhangdrüse (Hypophyse) gesteuert. Ein ausgeklügeltes, fein abgestimmtes Kontrollsystem, das verhindern soll, dass der Körper durch die Schilddrüse mit zu wenig oder zu viel Schilddrüsenhormonen versorgt wird. Doch wie funktioniert das Ganze?

Eine Schlüsselrolle spielt dabei ein weiteres Hormon namens TSH (Thyreoidea stimulierendes Hormon, Thyreotropin). Es ist ein Hormon der Hirnanhangsdrüse, das die Jodaufnahme in die Schilddrüse sowie die Produktion der Schilddrüsenhormone in den Thyreozyten (Schilddrüsenzellen) und ihre Abgabe in das Blut und damit die Hormonversorgung aller Zielorgane steuert. Das Grundprinzip der hormonellen Selbstkontrolle nennt man negativer Rückkopplungs- beziehungsweise Feedbackmechanismus. Klingt kompliziert, ist aber einfach: Wenn die Schilddrüse aus unterschiedlichen Gründen (mehr dazu später) zum Beispiel zu viel Schilddrüsenhormone produziert, werden die „übergeordneten Dienststellen" informiert. Die zu hohen Hormonkonzentrationen melden an den der Hirnanhangdrüse übergeordneten Hypothalamus (ein Teil des Zwischenhirns und wichtiges Steuerungszentrum des vegetativen Nervensystems), dass zu viel Hormon im Blut ist. Der Hypothalamus entsendet dann sein Hormon TRH (Thyreotropin Releasing Hormon) an die Hypophyse, um sie über die Hormonstörung in Kenntnis zu setzen. Die Hypophyse drosselt daraufhin ihr Hormon TSH, sodass die Schilddrüse weniger T3 und T4 produziert und in das Blut abgibt. Umgekehrt kommt es zu einer vermehrten TSH-Ausschüttung, wenn die Schilddrüse zu wenig Hormone produziert. Hat sich alles wieder eingependelt, kehrt auch der TSH-Wert in den Normbereich zurück.

Was heißt das praktisch? So wie wir uns an manchen Tagen mal etwas besser oder mal weniger gut, aber insgesamt noch nicht mies fühlen, wir unser Befinden als (noch) normal ansehen, haben auch die Schilddrüsenhormone einen „Normalbereich" (medizinisch: Referenzbereich) wie alle Blutwerte. Bei der Schilddrüse beträgt der obere Referenzwert etwa das Zehnfache des unteren Referenzwertes. Die Schilddrüsenfunktion ist also ein sehr robustes System.

Wenn es zu einer Unterfunktion der Schilddrüse kommt, etwa im Rahmen einer Hashimoto-Thyreoiditis, steigt als negativer Rückkopplungsmechanismus der Wert des Steuerungshormons TSH an. Ziel ist, die Schilddrüsenzellen zu einer vermehrten Hormonproduktion zu stimulieren, um den Mangel an Hormonen wieder auszugleichen. Umgekehrt kommt es bei einer Überfunktion zu einer verminderten TSH-Abgabe aus der Hypophyse, das heißt, wir sehen einen niedrigeren TSH-Wert, da versucht wird, die Hormonproduktion in der Schilddrüse zu bremsen.

DEN TSH-WERT LESEN: Vom TSH-Wert haben Sie vermutlich schon gehört, denn er wird bei Untersuchungen der Schilddrüse in der Regel ermittelt. Liegt der TSH-Wert niedriger als der Referenzbereich, sind zu viele Schilddrüsenhormone im Blut, was auf eine Überfunktion hindeutet. Erhöhtes TSH bedeutet zu wenige Schilddrüsenhormone, das heißt eine Unterfunktion.

Die negative Rückkopplung zwischen der Hormonkonzentration im Blut und der TSH-Sekretion der Hirnanhangdrüse ist damit ein höchst effektiver Mechanismus, um einem Zuviel oder Zuwenig an Schilddrüsenhormonen im Blut entgegenzuwirken. Wenn dieses System gut funktioniert, gelingt es so, eine Störung der von den Schilddrüsenhormonen abhängigen Organe bestmöglich zu vermeiden.

Grundwissen für Ihre Schilddrüsengesundheit

So viel zur grundlegenden Funktion der Schilddrüse. Falls Sie nach dieser Fülle an Fachbegriffen erst einmal tief durchatmen müssen, ist das verständlich. Daher hier zunächst ein Blick auf die Praxis, genauer gesagt, auf ein paar ganz grundlegende Dinge, die Sie als Nichtmedizinerin oder Nichtmediziner zum Thema Schilddrüsengesundheit wissen sollten:

1 **NEHMEN SIE GENUG JOD ZU SICH:** Die häufigsten Störungen der normalen Funktion und Entwicklung der Schilddrüse hängen mit einer unzureichenden Jodversorgung zusammen. Jod ist ein unverzichtbarer Baustein der Schilddrüsenhormone, der überwiegend durch die Nahrung zugeführt werden muss. Wie Sie eine ausreichende Jodversorgung über die Ernährung sicherstellen, erfahren Sie ab Seite 151.

2 **DENKEN SIE AN DIE SCHILDDRÜSE:** Wenn Sie das Gefühl haben, im Körper „stimmt etwas nicht", Sie träge und müde, leistungsgemindert oder deprimiert sind, oder im Gegenteil hyperaktiv oder ohne eigentlichen Anlass nervös, könnte eine Unter- beziehungsweise eine Überfunktion der Schilddrüse dahinterstecken. Konsultieren Sie bei derartigen Beschwerden Ihren Hausarzt oder Ihre Hausärztin, um das klären zu lassen, und sprechen Sie Ihre Vermutung aktiv an. Die meisten Funktionsstörungen der Schilddrüse können medikamentös erfolgreich behandelt werden. Frühzeitige Erkennung lohnt sich daher.

3 **KEINE PANIK BEI KNOTEN:** Falls bei Ihnen ein Schilddrüsenknoten entdeckt wurde, wird Ihnen dieser Ratgeber helfen, das Problem zu verstehen. Schlaflose Nächte sollte Ihnen die Diagnose aber nicht bereiten. Schilddrüsenknoten sind fast immer gutartig und bei fehlenden Beschwerden nicht behandlungsbedürftig. Krebserkrankungen sind selten, aber selbst dann zumeist erfolgreich behandelbar. Mehr dazu lesen Sie ab Seite 16. Auch wenn die bei Ihnen festgestellten Knoten keine Beschwerden machen, sollten Sie jedoch fachärztlich klären lassen, ob Anzeichen für Bösartigkeit bestehen und weitere Untersuchungen empfehlenswert sind.

Ohne diese Hormone geht es nicht

Schilddrüsenhormone steuern zahlreiche Körperfunktionen. Entsprechend gravierend wirkt sich daher ein Mangel aus.

Ein weiterer Fakt über die Schilddrüse, ist, richtig verstanden, im Grunde beruhigend: Es geht auch ganz ohne Schilddrüse. In der Praxis ist dies nur für einen kleinen Teil der Menschen mit Schilddrüsenerkrankungen relevant, da die vollständige Entfernung der Schilddrüse meistens weder nötig noch sinnvoll ist. Dennoch mag es in gewisser Hinsicht ein erleichternder Gedanke sein, dass man auf dieses Organ zur Not verzichten könnte. Die Sache hat leider einen Haken, denn: Die Schilddrüsenhormone sind lebenswichtig – ohne sie geht es definitiv nicht! Der Preis für eine Entfernung der Schilddrüse ist also immer, dass man ein Leben lang darauf angewiesen ist, Medikamente zu nehmen. Mehr über diese Tatsache und den damit verbundenen schwierigen Entscheidungen erfahren Sie ab Seite 120 und 136. An dieser Stelle soll es zunächst darum gehen, warum die Schilddrüsenhormone so wichtig sind.

Neben den Schilddrüsenhormonen gibt es noch viele andere Hormone, die im Körper eine Menge bewirken. Das sagt schon der Name, denn das Wort Hormon kommt aus dem Altgriechischen: „horman“ und bedeutet „in Bewegung setzen, antreiben, anregen“. Damit ist die wichtigste Aufgabe der Hormone bereits gut umschrieben: Hormone sind vom Körper gebildete oder medikamentös zugeführte, sogenannte Botenstoffe. Sie überbringen Nachrichten und Informationen über den Blutweg an ihre Zielorgane und Gewebe. Auf der Zellebene werden die Informationen dann weiterverarbeitet.

Hormonbildende Zellen gibt es in fast allen Organen – entweder verstreut, zum Beispiel im Darm, oder als ganze Organe, die ausschließlich hormonbildende Zellen haben. Dazu zählen die Schilddrüse, aber auch die Nebenschilddrüsen (Kalziumregulation), die

DIE AUFGABEN DER SCHILDDRÜSENHORMONE

Die von der Schilddrüse produzierten „Bausteine des Lebens“ werden im ganzen Körper gebraucht und sind lebenswichtig.

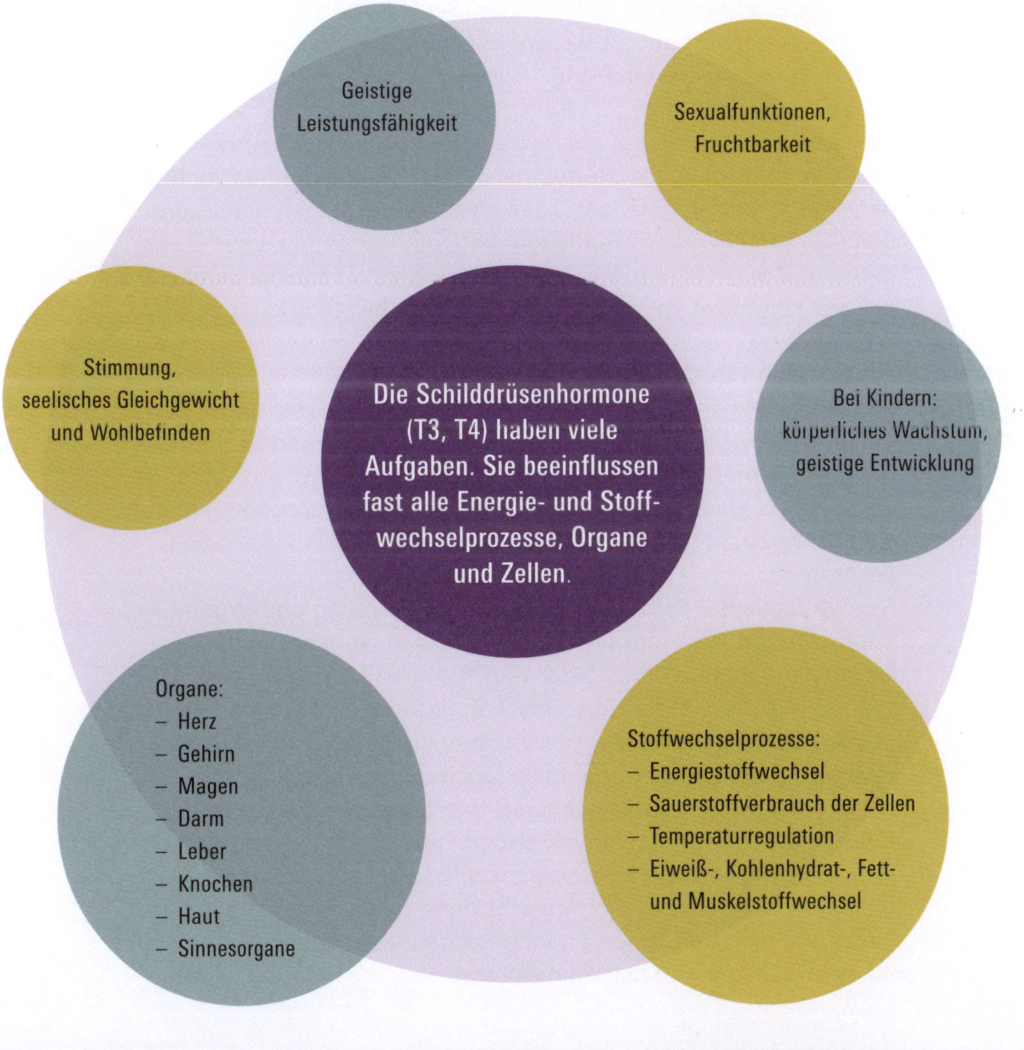

Nebennieren (Stresshormone), die Hirnanhangdrüse (übergeordnetes Hormonkontrollorgan) und die Keimdrüsen (Eierstöcke beziehungsweise Hoden). Auch die Bauchspeicheldrüse produziert neben den Verdauungsfermenten in speziellen „Inselorganen" wichtige Hormone, zum Beispiel das Insulin.

HORMONGESTEUERT SIND WIR ALLE! In der Umgangssprache sind mit „Hormonen" meist die Geschlechtshormone gemeint (Östrogen und Progesteron bei der Frau, Testosteron beim Mann), etwa wenn bei pubertierenden Jugendlichen „die Hormone verrücktspielen". Doch es gibt zahlreiche andere wichtige Hormone. Jeder Mensch ist permanent „hormongesteuert" – anders wären wir gar nicht lebensfähig.

Der Körper verfügt damit über ein äußerst sensibles Kommunikations- und Informationssystem zwischen „Sender", der hormonbildenden Drüse, und „Empfänger", den jeweiligen Organen und Geweben. Die verschiedenen Stationen der Hormonbildung, ihres Transports im Blut und ihrer Weiterverarbeitung auf Zellebene beinhalten äußerst komplexe Vorgänge. Und an jedem Teilstück kann etwas schiefgehen.

In diesem Buch werden Sie mehr darüber erfahren, welche Folgen eintreten können, wenn in der Schilddrüse bei der Hormonbildung Probleme auftreten. Da die verschiedenen Organe im Körper auf die Information der Schilddrüsenhormone angewiesen sind, ist verständlich, dass diese Organe dann auch entsprechend reagieren, wenn sie zu wenige oder zu viele Informationen, also Hormone, bekommen.

Die Tatsache, dass die hormonbildenden Zellen und Organe ihre Informationen, die Hormone, in das Blut und von dort an ihre Zielorgane abgeben, wird mit dem Wort „endokrin" beschrieben. Das Wort kommt aus dem Altgriechischen und bedeutet „nach innen abgeben". Die medizinischen Fachrichtungen, die sich mit dem Hormonsystem befassen, tragen dann auch den Wortbestandteil endokrin in ihrer Fachbezeichnung, zum Beispiel Endokrinologie, Neuroendokrinologie, gynäkologische Endokrinologie, Kinderendokrinologie oder endokrine Chirurgie. Wenn Sie also von Ihrer Hausarztpraxis wegen einer möglichen Schilddrüsenerkrankung an eine Endokrinologin oder einen Endokrinologen überwiesen werden, sind Sie vermutlich an der richtigen Adresse.

Was die Hormone beeinflussen

Kommen wir nun zu den Hormonen, für deren Produktion die Schilddrüse zuständig ist. Diese Schilddrüsenhormone erfüllen im Körper sehr zentrale Aufgaben. Sie sind wichtig für das normale Wachstum, die normale körperliche und geistige Entwicklung und den Stoffwechsel. Eine detaillierte Übersicht finden Sie auf Seite 11.

Die Bedeutung der Schilddrüsenhormone für das Wachstum und speziell die Knochen- und Gehirnentwicklung ist besonders klar bei Feten und Kindern mit einer Schilddrüsenunterfunktion zu sehen: Der Hormonmangel hat einen schweren Wachstumsrückstand zur Folge. Sehr empfindlich reagiert auch das zentrale Nervensystem: mit verlangsamter geistiger Entwicklung, unterdurchschnittlichen intellektuellen Fähigkeiten, unreifem Verhalten. Je früher es zum Hormonmangel kommt, desto irreversibler ist er fürs weitere Leben.

Bei Erwachsenen sind es vor allem die von den Schilddrüsenhormonen beeinflussten Stoffwechselprozesse, die bei Unter- oder Überfunktion gestört sind: Energiestoffwechsel, Sauerstoffverbrauch der Zellen, Temperaturregulation, Eiweiß-, Kohlenhydrat-, Fett- und Muskelstoffwechsel. Alle diese wichtigen Körperfunktionen sind von einer geordneten Leistung der Schilddrüse abhängig. Die Gewichtsveränderungen bei Unter- und Überfunktion – die wahrscheinlich bekanntesten Symptome von Funktionsstörungen – erklären sich so.

Der bei Unterfunktion gestörte Kohlenhydratstoffwechsel ist verantwortlich für das sogenannte Myxödem am Unterhautgewebe der Unterschenkel. Auch die Darmfunktion wird durch Schilddrüsenhormone beeinflusst. Bei einer Überfunktion kommt es zu stärkeren Darmbewegungen, zu einer beschleunigten Passage. Ganz besonders wichtig sind die Wirkungen der Schilddrüsenhormone auf den Herzmuskel. Dieser reagiert sehr empfindlich auf Schilddrüsenhormone. Bei einer Überfunktion der Schilddrüse kann das sehr gefährlich werden. Es kommt dann zu Rhythmusstörungen, Vorhofflimmern bis hin zu Herzversagen. Aber auch die sogenannte Willkürmuskulatur im Körper, die Muskeln der Arme und Beine, reagieren. Es kommt zu Müdigkeit und Leistungsminderung.

Je stärker die Hormonstörung, desto stärker reagieren die davon abhängigen Organe. Je nachdem, wie gut oder weniger gut die genannten Organe zuvor funktioniert haben, desto schwächer oder stärker sind die von ihnen ausgehenden Störungen bei einer „Dysfunktion", einer gestörten Funktion der Schilddrüse. Mehr über die Symptome lesen Sie im zweiten Kapitel.

Fällt die Hormonproduktion ganz aus, etwa nach einer Entfernung der Schilddrüse, ist das Problem noch viel größer. Ohne Schilddrüsenhormone sind wir nicht lebensfähig, Betroffene würden letztlich sterben. Glücklicherweise tritt dieses Szenario jedoch selten ein, denn Schilddrüsenhormone lassen sich künstlich in Form von Medikamenten zuführen.

Die meisten Knoten sind harmlos

Knoten machen Angst. Meist sind die Sorgen unbegründet und Ihr Arzt geht diesen Knoten jetzt genau nach.

Stellen Sie sich mal vor: Ihre Hausärztin möchte sich Ihre Schilddrüse ansehen, routinemäßig, vielleicht aufgrund sehr vager Beschwerden. Sie sollen den Hals frei machen und die Ärztin setzt den Schallkopf des Ultraschallgeräts an. Langsam fährt sie über Ihren Hals, schaut auf den Monitor ... und wird plötzlich sehr still. Hoch konzentriert blickt sie auf den Bildschirm, macht sich Notizen, murmelt etwas von: „Hier ist ein Knoten ..." Ein Albtraum, oder? Schließlich weiß doch jeder, Knoten im Körper verheißen nichts Gutes. Ihre Gedanken rasen: Was heißt das jetzt? Habe ich Krebs? Muss ich nun all meine Pläne umstellen, werde ich operiert, muss ich eine Chemotherapie machen? Wie lange habe ich noch? Es ist gar nicht so unwahrscheinlich, dass Sie etwas Derartiges erlebt haben. Hoffentlich war Ihre Ärztin dann feinfühlig genug, Sie sofort umfassend aufzuklären und zu beruhigen. Denn Knoten an der Schilddrüse sind kein Grund zur Panik. Die Wahrscheinlichkeit ist extrem hoch, dass Ihr Leben genauso weitergehen wird wie bisher. Sie müssen höchstens in größeren Abständen einen Termin für eine Routinekontrolle des Schilddrüsenknotens in Ihrem Kalender unterbringen.

Gutartige Knoten sind häufig

Wegen des früher in Deutschland ausgeprägten Jodmangels, der auch heute noch nicht in allen Regionen vollständig behoben ist, sind Schilddrüsenknoten hierzulande häufig. Systematische Untersuchungen an größeren Bevölkerungsgruppen belegen dies. Schilddrüsenkrebs ist trotz leichter Häufigkeitszunahme in den letzten Jahren vergleichsweise selten. Allein aufgrund des quantitativen Missverhältnisses zwischen der Häufigkeit von gutartigen und derjenigen bösartiger Knoten kann man darauf schließen, dass es keinen Zusammenhang zwischen gut- und bösartigen Schilddrüsenknoten gibt. Das wurde durch zahlreiche Forschungsergebnisse bestätigt.

DIE KNOTEN VERÄNDERN SICH NUR SELTEN: Die Entartung gutartiger zu bösartigen Schilddrüsenknoten ist laut bester Studien extrem selten. Gutartige Knoten können größer werden, ohne eine Bösartigkeit zu entwickeln. Wurden Knoten als gutartig eingeschätzt und entwickelten sie sich doch als bösartig, waren sie meist von Beginn an bösartig, ohne dass es erkannt wurde.

Die Häufigkeit von Schilddrüsenknoten in der Bevölkerung steigt mit zunehmendem Ausmaß des Jodmangels. Aber Knoten können sich auch aus anderen Gründen bilden. Als wesentlicher, von der Jodversorgung unabhängiger Faktor wird eine genetische, oft familiäre Disposition angesehen. Bislang gibt es keine zur Verfügung stehenden Methoden, diese zu erkennen. Zu äußeren Faktoren mit Einfluss auf die Knotenbildung zählt wahrscheinlich Tabakrauch, weil die darin enthaltenen Substanzen (Thiozyanate) die Jodaufnahme in die Schilddrüse blockieren, und es dadurch letztlich zur Knotenbildung kommt. Ferner können – unabhängig vom Jodmangel – bestimmte Schilddrüsenerkrankungen, allen voran die Hashimoto-Thyreoiditis, bei längerem Verlauf durch fortwährende Gewebeveränderungen zu meist gutartigen Knotenbildungen führen.

Solange keine besonderen Beschwerden oder Symptome von Schilddrüsenknoten ausgehen, und es sich nicht um Krebsknoten handelt, können Sie erst mal ganz beruhigt sein. So oder so ist es aber besser, Sie holen sich fachärztlichen Rat: Bei welchen Knoten die Abklärung besonders wichtig ist, können Sie der Checkliste auf Seite 18 entnehmen. Mehr zu den Untersuchungsmethoden, die (Fach-)Ärzten zur Verfügung stehen, erfahren Sie ab Seite 46.

Krebs: Wie groß ist die Gefahr?

Nach all den beruhigenden Worten, alle Ängste können wir Ihnen nicht nehmen. Es gibt nun mal auch bösartige Knoten, also Schilddrüsenkrebs. Diese Krebsform ist vergleichsweise selten: Etwa fünf von 100 000 Menschen sind davon pro Jahr betroffen. Allein der Verdacht, dass Sie dazu zählen könnten, löst verständlicherweise große Befürchtungen aus: „Wie geht es weiter, hätte ich das verhindern können, was kann ich tun, damit es noch nicht zu spät ist?"

Hier gibt es, wie so oft, eine gute und eine weniger gute Nachricht. Das Wichtigste ist die gute Nachricht: Die überwiegende Zahl von Schilddrüsenkrebserkrankungen ist heilbar, zumindest gut behandelbar. Bei nur wenigen Patienten sind umfangreichere Behandlungen erforderlich, und nur selten verlaufen fortgeschrittene Erkrankungen tödlich. Die weniger gute Nachricht ist, dass die Forschung bis auf Früherkennungsmaßnahmen und – von wenigen Ausnahmen abgesehen – keine wirklich handfesten Risikofaktoren herausgefunden hat, die eine sichere Krebsprävention ermöglichen würden.

Mehr dazu, was Sie erwartet, falls bei Ihnen tatsächlich Krebs diagnostiziert wird, erfahren Sie in Kapitel 3. Falls bei Ihnen bisher aber lediglich ein Knoten entdeckt wurde, der nun weiter untersucht werden soll, können Sie aus guten Gründen darauf hoffen, dass dieses Thema für Sie gar nicht relevant wird. Es ist aber vollkommen normal, wenn Sie sich, vielleicht während der Wartezeit auf den Facharzttermin, dennoch weiterhin Gedanken machen. Krebs ist nun mal ein Schreckgespenst, das Angst macht. Gewissheit kann Ihnen bestenfalls ein Arzt geben, dieses Buch kann das nicht leisten. Dennoch folgen hier ein paar Fakten aus der Forschung, damit Sie sich ein klareres Bild von der Gefahr machen können.

Beim Thema Krebs steht immer auch die Frage nach dem Warum im Raum. Es ist schließlich allgemein bekannt, dass viele verbreitete Krebsarten stark durch unseren Lebensstil beeinflusst werden. Vielleicht kommen Sie daher nun, da bei Ihnen ein Schilddrüsenknoten entdeckt wurde, nicht umhin, sich einzugestehen, dass Ihr eigener Lebensstil – etwa im Bereich Ernährung, Rauchen und Alkoholkonsum – nicht unbedingt mustergültig ist. Klar ist: Sich gesünder zu ernähren und (legale wie illegale) Drogen zu meiden, ist immer eine gute Idee. Inwiefern davon auch Ihre Schilddrüsengesundheit profitieren kann, erfahren Sie in Kapitel 7.

Was hingegen den direkten Zusammenhang zwischen Lebensstil und Schilddrüsenkrebs angeht, sind die Forschungserkenntnisse relativ dünn. Lediglich im Hinblick auf Fettleibigkeit (Adipositas) wurde nachgewiesen, dass dies mit einem deutlich erhöhten Risiko für Schilddrüsenkrebs verbunden ist.

Wie gefährlich ist das Zahnröntgen?

Als gesichert gilt zudem der Einfluss radioaktiver Strahlung: Insbesondere im Kindes- und Jugendalter kann eine Strahlenexposition im Halsbereich, im Brustkorbbereich oder Ganzkörperbestrahlungen das Schilddrüsenkrebsrisiko deutlich erhöhen. Die Nuklearkatastrophe von Tschernobyl zeigte es: Nach wenigen Jahren Latenz stieg die Krebshäufigkeit bei Kindern und Jugendlichen signifikant.

Vielleicht denken Sie nun: Was hat das mit mir zu tun? Mit Strahlung kommen die meisten Menschen im Alltag glücklicherweise eher selten in Kontakt. Eine Ausnahme gibt es jedoch: das Röntgen. Da die Schilddrüse sich im Halsbereich befindet, ist vor allem das Zahnröntgen potenziell kritisch. Eine in den USA publizierte große Studie belegt dies. Wie viele Röntgenuntersuchungen dazu nötig waren, konnte allerdings nicht untersucht werden. Das Studienfazit beruhigt zudem: Durch Abdeckung der Halsregion beim Zahnröntgen und verbesserte Röntgengeräte in den zurückliegenden Jahren ist das Schilddrüsenkrebsrisiko wahrscheinlich nicht erhöht.

Also, keine Panik. Nicht nur Schilddrüsenknoten sind häufig, auch Zahnröntgen ist quasi Alltag. Geschätzt werden pro Jahr ungefähr bei einem Drittel der Bevölkerung eine oder mehrere Röntgenuntersuchungen der Zähne durchgeführt. Bei begründeter Indikation und Einhaltung der Schutzmaßnahmen ist es nachweislich sehr unwahrscheinlich, dass Zahnröntgen mit einem erhöhten Krebsrisiko der Schilddrüse verbunden ist.

BEIM ARZTWECHSEL: Wenn Sie Ihren Zahnarzt wechseln, etwa weil Sie unzufrieden sind oder wegen eines Umzugs, dann lassen Sie sich alle vorhandenen Röntgenaufnahmen mitgeben. Eventuell sind diese noch aktuell genug, sodass der neue Arzt oder die neue Ärztin auf eine erneute Röntgenuntersuchung verzichten kann.

Trotzdem lautet die Empfehlung, die Zähne auch unter entsprechenden Schutzmaßnahmen nur dann zu röntgen, wenn es für die Be-

KNOTEN IST NICHT GLEICH KNOTEN

Von völlig harmlos bis potenziell bösartig: Alarmzeichen verraten, welche Knoten genauer untersucht werden sollten.

- Schnell aufgetretene, schmerzhafte Schilddrüsenknoten: selten; meist handelt es sich um vorbestehende, gutartige Zysten oder gutartige Tumorknoten, in die es eingeblutet hat. Wenn eine Punktion nicht erfolgreich ist, empfiehlt sich die operative Entfernung.

- Bis etwa 4 cm große, schluckverschiebliche Knoten ohne Beschwerden: Der durch einen erfahrenen Arzt vorgenommene Ultraschall, ggf. ergänzt durch eine Ultraschall-geführte Punktion, zeigt am besten, ob es sich um einen sehr wahrscheinlich gutartigen oder einen potenziell bösartigen Knoten handelt.

- Knoten mit einem Durchmesser größer 4 cm: So große Knoten sind häufiger bösartig und bedürfen unbedingt der weiteren Abklärung.

- Knoten, die Beschwerden verursachen, für die es keine anderen Erklärungen gibt: Nicht immer stehen die Beschwerden in Verbindung mit Schilddrüsenknoten. Typisch für knotenbedingte Beschwerden ist das Globusgefühl, das Gefühl, gegen einen Widerstand zu schlucken. Seltener sind Atembehinderungen, wenn ein Knoten gegen die Luftröhre drückt, sie verdrängt oder einengt. In allen diesen Fällen ist eine Abklärung erforderlich.

- Knoten, die seit Längerem bekannt sind, aber nun größer geworden sind: Größenzunahme kann Bösartigkeit anzeigen, die meisten dieser Knoten sind aber harmlos. Vorsicht, wenn die Größe schnell und deutlich zunimmt. Dann sollte eine zeitnahe Abklärung erfolgen.

- Knoten, die sich bei der Tastuntersuchung besonders derb oder hart anfühlen: Diese Knoten sollten in jedem Fall nicht nur beobachtet, sondern zügig weiter abgeklärt werden. Nicht alle derb-harten Knoten sind krebsverdächtig, zum Beispiel Knoten mit ausgeprägten Verkalkungen im Ultraschall. Aber Krebsknoten sind fast immer derb, sodass ein solcher Tastbefund immer der Abklärung bedarf.

- Schilddrüsenknoten mit damit in Verbindung stehenden Stimmstörungen oder spontan aufgetretener Heiserkeit, die nicht auf eine Kehlkopferkrankung zurückzuführen ist: Diese Schilddrüsenknoten sollten unbedingt zeitnah abgeklärt werden, da das Risiko für das Vorliegen eines Krebsknotens sehr hoch ist.

handlung erforderlich ist. Zahnärztinnen und Zahnärzte wissen das selbstverständlich und beachten diese Empfehlung ohnehin. Wenn Sie dennoch den Eindruck haben, dass das Röntgengerät in der Zahnarztpraxis bei Ihnen oder bei Ihrem Kind auffallend oft zum Einsatz kommt, scheuen Sie sich nicht, sich erläutern zu lassen, inwiefern diese Untersuchungen für die Behandlung wirklich notwendig sind.

Es wird weiter geforscht

Ebenfalls im Fokus der Forschung ist die Frage, inwiefern die Gene das Risiko für Schilddrüsenkrebs erhöhen. Bei weniger als zehn Prozent der beim Schilddrüsenkrebs am häufigsten vorkommenden „differenzierten Schilddrüsenkarzinome" liegen Genmutationen vor, die das entsprechende Risiko erhöhen und auch vererbt werden können. Die infrage stehenden Genveränderungen sind jedoch komplex und noch nicht hinreichend erforscht, sodass zielführende Testverfahren noch nicht zur Verfügung stehen. Auf jeden Fall sollten Sie, falls noch nicht geschehen, Ihre behandelnden Ärzte informieren, wenn in Ihrer Familie bereits Schilddrüsenkrebs aufgetreten ist.

Lediglich beim sogenannten medullären Schilddrüsenkarzinom ist bekannt und gesichert, dass in bis zu 30 Prozent der Fälle eine Keimzellmutation im sogenannten RET-Protoonkogen vorliegt, die in etwa der Hälfte der Nachkommen vererbt wird und bei den Betroffenen im Laufe des Lebens fast immer zur Krebsentwicklung führt. Durch einen in geeigneten Labors durchgeführten Blut-Gentest kann dann herausgefunden werden, ob eine der bekannten, zum medullären Karzinom führenden Mutationen vorliegt oder nicht. Diese Erkrankung ist sehr selten. Was es für Sie und Ihre Familie bedeutet, wenn dies bei Ihnen festgestellt wird, erfahren Sie auf Seite 148.

Für die große Mehrheit der Bevölkerung ist hingegen eine andere Frage viel spannender: Können sich aus den sehr häufigen gutartigen Knoten doch bösartige Tumore entwickeln? Und falls ja, gibt es dafür möglicherweise vorhersehbare und beeinflussbare Bedingungen? Leider weiß die Forschung darauf bisher keine eindeutige Antwort. Für den Einzelnen bleibt daher nur der Rat, auch einen höchstwahrscheinlich harmlosen Knoten mithilfe der diagnostischen Möglichkeiten (mehr dazu in Kapitel 3) zur Sicherheit untersuchen zu lassen.

EIN PUZZLE MIT 1000 TEILEN

Wenn das Gleichgewicht im Körpergefühl gestört ist, kann die Schilddrüse dahinterstecken. Deren Hormone haben Einfluss auf alle wichtigen Organsysteme. Die Symptome gleichen einem Puzzle, das zusammengesetzt werden muss.

So erkennt man eine Unterfunktion

Bei einer Unterfunktion werden zu wenig Schilddrüsenhormone produziert. Welche Auswirkungen hat das?

Ist unser äußeres Gleichgewicht durch äußere Einwirkungen gestört – etwa durch Unfälle und Operationen –, dann verstehen wir das. Die Zusammenhänge sind für uns offensichtlich. Aber wie ist es, wenn wir lediglich spüren, dass etwas nicht stimmt, ohne die Ursache dafür ausmachen zu können? Diese Situation trifft in besonderem Maße auf die Schilddrüse und ihre Funktionsstörungen zu.

Die Schilddrüse wirkt auf fast alle Organsysteme, hält sich dabei aber im Hintergrund. Man könnte fast sagen, sie hält sich vornehm zurück und beobachtet, was „draußen", das heißt in der „Peripherie" des Körpers passiert. Dazu kommt, dass, von ganz seltenen Ausnahmen abgesehen (zum Beispiel der akuten Einblutung in Knoten oder eitrigen Entzündungen), nicht die Schilddrüse selbst im Zentrum des Geschehens steht, und dass sich Funktionsstörungen der Schilddrüse meist erst nach einiger Zeit als solche bemerkbar machen. Wer denkt schon sofort an die Schilddrüse, wenn man an Gewicht verliert, Herzklopfen hat, vermehrt kälte- oder wärmeempfindlich ist, oder die Mitmenschen sagen „Du bist aber in letzter Zeit arg nervös"? Meist vermuten Betroffene zunächst, dass Stress im Beruf oder im persönlichen Bereich die Ursache ist. Wenn allerdings mehrere der genannten Symptome gleichzeitig oder in zeitlichem Zusammenhang nacheinander auftreten, werden aus den zunächst unspezifischen Veränderungen typische Symptome einer Schilddrüsenstörung, denen auf jeden Fall nachgegangen werden sollte.

Kompliziert kann es werden, wenn in manchen Fällen Symptome der Unterfunktion und diejenigen einer Überfunktion nacheinander auftreten, wie man das bei der Autoimmunerkrankung der Hashimoto-Thyreoiditis nicht selten sieht. Darüber werden Sie später noch Genaueres erfahren. Anhaltende, erst recht zunehmende Störungen des inneren Gleichgewichts sollten Sie jedenfalls immer zum Anlass nehmen, Ihren Arzt oder Ihre Ärztin um Hilfe zu bitten.

Von vielen Symptomen zum klaren Gesamtbild

So widersprüchlich es sich anhört: Die Beschwerden bei einer Schilddrüsenunterfunktion sind gerade am Anfang typischerweise sehr untypisch, unspezifisch. Ein sonst nicht gekanntes Schwächegefühl, ungewöhnliche Ermüdbarkeit, Initiativlosigkeit, depressive Verstimmungen und ein vermehrtes Schlafbedürfnis können Anfangssymptome sein.

Schwankungen der Befindlichkeit hat jeder. Sie hängen mit unserem inneren und äußeren Erleben zusammen und unterliegen auch altersabhängigen Veränderungen. Bei Funktionsstörungen der Schilddrüse, sowohl bei Unter- als auch bei Überfunktion (mehr zur Überfunktion ab Seite 26), dauern die Befindlichkeitsstörungen jedoch in aller Regel an und verschwinden nicht einfach von selbst. Es kommt dann auch zu objektivierbaren Symptomen, also solchen, die sich ärztlich feststellen lassen. Aus zunächst unspezifischen Beschwerden werden typische Symptome.

SIND SIE EINE FROSTBEULE? Besonders auffallend bei einer Unterfunktion ist das Unwohlsein in kälteren Umgebungen, die sogenannte Kälteintoleranz. Betroffene Menschen frieren oft und selbst dann, wenn andere der Meinung sind, es sei doch eigentlich ganz angenehm warm.

Bei einer Unterfunktion kann es infolge des durch den Hormonmangel bedingten herabgesetzten Energiestoffwechsels zur Gewichtszunahme, Darmträgheit und Verstopfung kommen. Auch Menstruationsstörungen, Libido- und Potenzstörungen können Folge der Unterfunktion sein. Nicht selten zeigen sich Hautveränderungen, eine trockene und kühle Haut. Nicht so oft wie vermutet, aber auch vermehrt, kann Haarausfall Folge einer Schilddrüsenunterfunktion sein.

Bei fortdauernd unbehandelter Unterfunktion kommt es zu teigigen Hautveränderungen und allgemeinen Verschwellungen insbesondere im Gesichts- und Augenbereich oder an den Vorderseiten der Unterschenkel, einem sogenannten prätibialen Ödem. Dieses Vollbild der Unterfunktion, auch Myxödem genannt, entwickelt sich jedoch erst nach Jahren ohne Behandlung und ist heute daher nur noch extrem selten.

Die hier beschriebenen und auf den Seiten 24 und 25 dargestellten Symptome sind nicht vollständig und können – je nach Ausmaß der Unterfunktion – unterschiedlich stark vorhanden sein. Es kann schwierig sein, eine Unterfunktion zu erkennen, wenn die Symptome nur gering ausgeprägt sind, besonders am Beginn. Und natürlich kommen für alle diese Symptome andere Ursachen infrage. Beispielsweise sind Müdigkeit, Antriebslosigkeit und eine gedrückte Stimmung auch typische Symptome einer Depression. Mehr dazu, wie sich diese Erkrankungen unterscheiden, erfahren Sie auf den Seiten 41 und 43. Auch bei älteren Patientinnen und Patienten ist es besonders wichtig, die Möglichkeit einer Schilddrüsenunterfunktion in Betracht zu ziehen. Denn in höherem Alter werden Unterfunktionen der Schilddrüse oft nicht oder nicht rechtzeitig erkannt, da beim Älterwerden die Stoffwechselleistungen ohnehin nachlassen. Symptome werden daher schnell als „normale Altersbeschwerden" abgetan. Untersuchungen haben jedoch ergeben, dass bei über 80-Jährigen in bis zu 15 Prozent eine Schilddrüsenunterfunktion hinter entsprechenden Beschwerden steckt.

In jedem Fall gilt: Schildern Sie wegen der verschiedenen bei einer Unterfunktion beteiligten Organe Ihrer Ärztin oder Ihrem Arzt möglichst genau alle Beschwerden und Veränderungen, die Sie an sich in der letzten Zeit bemerkt haben. Das erleichtert es ihr oder ihm, schnell auf die richtige Spur zu kommen und gezielte Untersuchungen einzuleiten. Wenn Sie selbst vermuten, dass die Schilddrüse dahinterstecken könnte, sprechen Sie das direkt an.

Wie kommt es zur Unterfunktion?

So unterschiedlich die Symptome sein können, so vielfältig sind die Ursachen einer Unterfunktion. Neben dem Jodmangel und der Situation nach operativer Schilddrüsenentfernung oder Radiojodtherapie sind die verschiedenen Formen der Thyreoiditis als Ursache verbreitet, vor allem die Hashimoto-Thyreoiditis.

Bei der Hashimoto-Thyreoiditis handelt es sich um eine chronische Entzündung, bei der Antikörper die Schilddrüsenzellen zerstören. Dadurch kommt es im längeren Verlauf in der Regel zu einer behandlungsbedürftigen Unterfunktion. Es ist wichtig, nur vorübergehende Formen der Unterfunktion davon zu unterscheiden, da diese nicht immer oder nur kurzzeitig behandlungsbedürftig sind.

DIE PUZZLETEILE DER UNTERFUNKTION

Denken Sie an eine Unterfunktion, vor allem, wenn Sie mehrere dieser Symptome gleichzeitig feststellen.

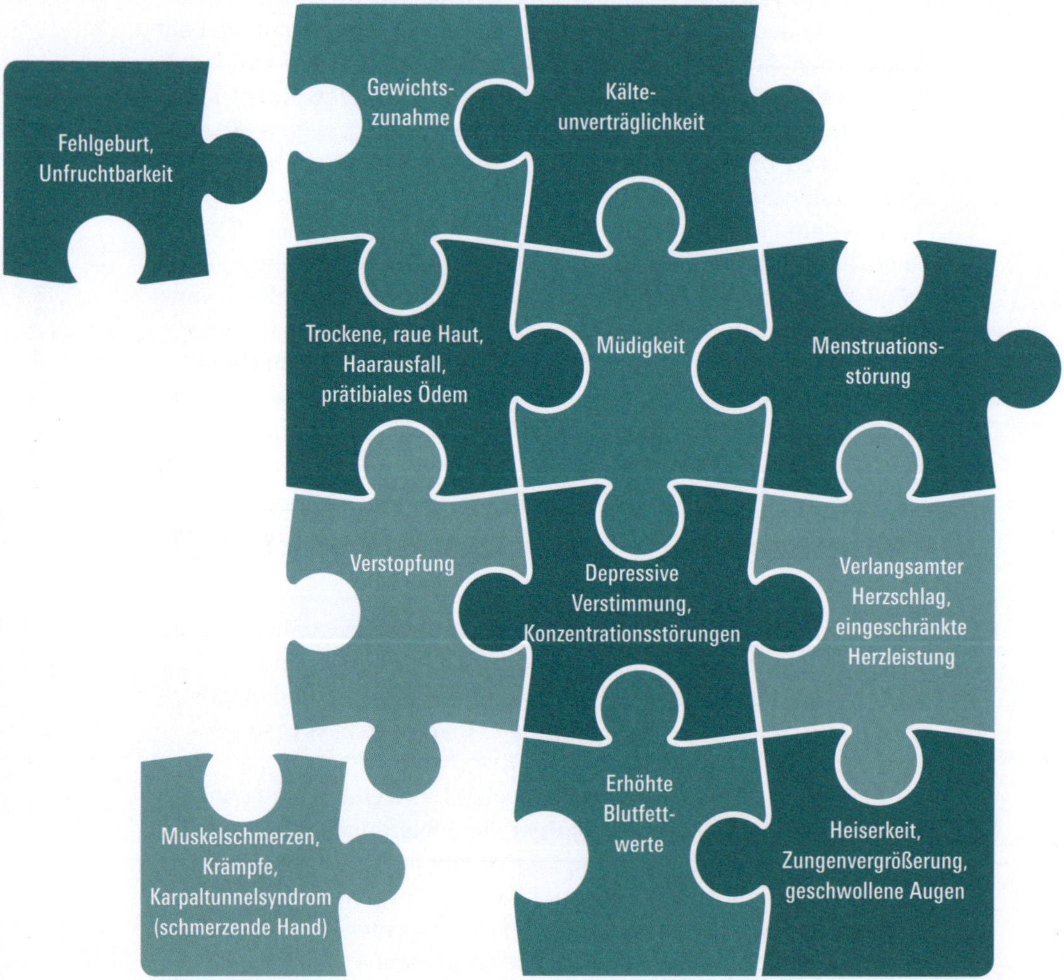

DIE PUZZLETEILE DER ÜBERFUNKTION

Auch bei den Symptomen der Überfunktion gilt: Das Ganze ist mehr als die Summe seiner Teile!

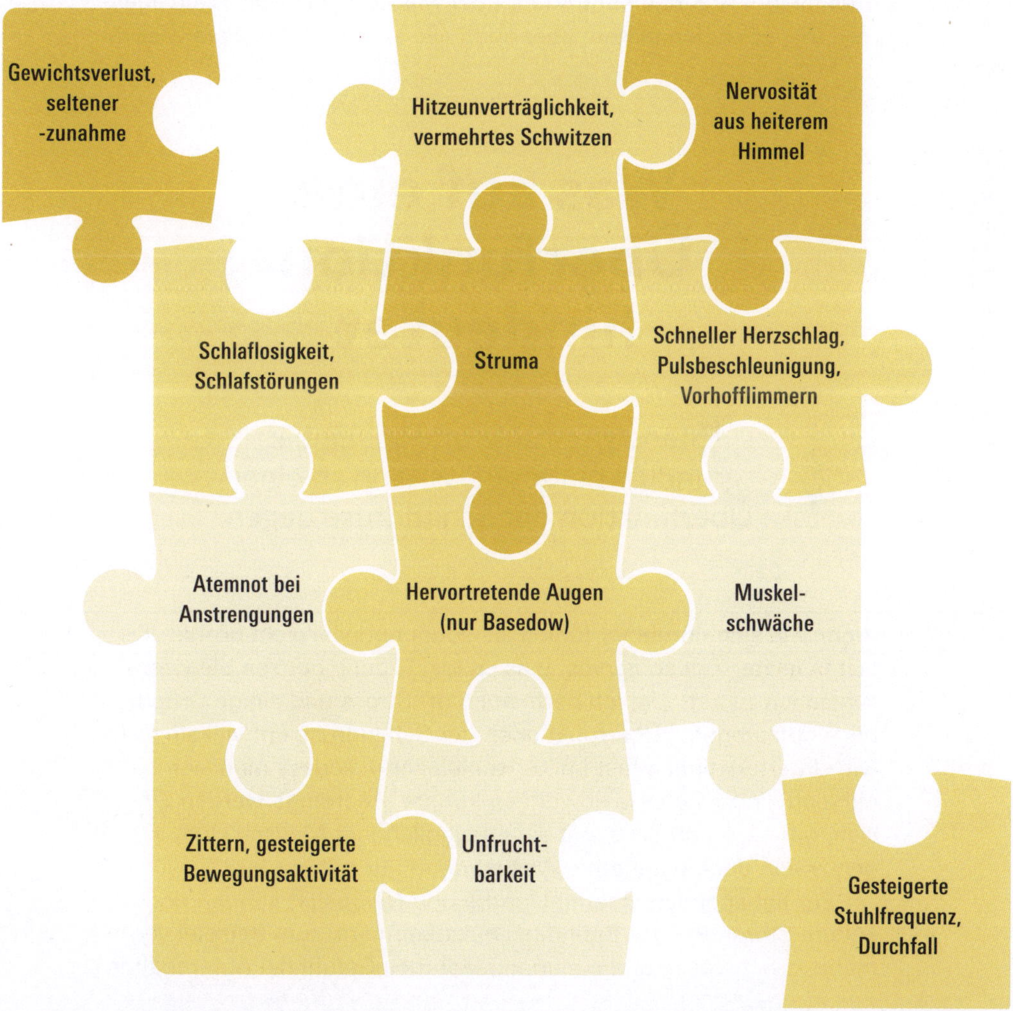
Gewichtsverlust, seltener -zunahme
Hitzeunverträglichkeit, vermehrtes Schwitzen
Nervosität aus heiterem Himmel
Schlaflosigkeit, Schlafstörungen
Struma
Schneller Herzschlag, Pulsbeschleunigung, Vorhofflimmern
Atemnot bei Anstrengungen
Hervortretende Augen (nur Basedow)
Muskel-schwäche
Zittern, gesteigerte Bewegungsaktivität
Unfrucht-barkeit
Gesteigerte Stuhlfrequenz, Durchfall

Zu den vorübergehenden Unterfunktionen zählen insbesondere die Postpartum-Thyreoiditis nach Geburt, Fehlgeburt oder Schwangerschaftsabbruch, die schmerzhafte subakute Thyreoiditis de Quervain und die schmerzlose subakute Thyreoiditis, die sich meist nach einigen Monaten mit normaler Funktion spontan wieder zurückbilden.

Nicht zuletzt gibt es auch einige Medikamente, die die Hormonproduktion hemmen und zu einer Unterfunktion führen können, zum Beispiel Lithium oder Amiodaron. Wenn Sie diese Medikamente einnehmen, werden Ihre Behandelnden in der Regel ohnehin Ihre Schilddrüsenwerte kontrollieren. Falls das bisher noch nicht geschehen ist, sollten Sie das Thema ansprechen. Generell ist es wichtig, dass all Ihre Ärztinnen und Ärzte über Medikamente, die Sie einnehmen (die eben genannten, aber auch alle anderen) Bescheid wissen.

Was auf eine Überfunktion hindeutet

Ständig unruhig und scheinbar grundlos nervös? Das kann an einer Überfunktion der Schilddrüse liegen.

Wenn Sie sich unruhiger fühlen als sonst und vielleicht hören: „Du bist in letzter Zeit so nervös, was ist los?", dann denken Sie wahrscheinlich zuerst: „Ja, ich hatte auch oft Stress und einige Gründe, mich aufzuregen." Überfunktionen der Schilddrüse entwickeln sich wie Unterfunktionen fast immer schleichend, sodass man sich beinahe an die Symptome gewöhnen könnte. Allerdings werden Sie sich, gerade wenn Sie sonst ein ausgeglichener Mensch sind, irgendwann doch wundern: „Was ist denn nur mit mir los?"

Zur anhaltenden inneren Unruhe und Nervosität können noch andere Störungen des Befindens hinzukommen, zum Beispiel vermehrtes Schwitzen und ein unangenehmes Gefühl bei Aufenthalten in warmen Räumen. Vielleicht bevorzugen Sie plötzlich eine dünnere Bettdecke, haben ein gesteigertes Hungergefühl und verlieren dennoch Gewicht. Sehr beunruhigend kann es zudem sein, wenn Sie wiederholt ein starkes Herzklopfen spüren. All das sind typische Symptome einer Schilddrüsenüberfunktion.

Auch bei der Überfunktion gilt: Die hier und zuvor genannten Symptome sind nicht vollzählig und können – je nach Ausmaß der Überfunktion – unterschiedlich stark vorhanden sein. Oft ist auch die Abgrenzung zu anderen Ursachen nicht so einfach. So ist es zum Beispiel manchmal schwer, typische Menopausebeschwerden, etwa vermehrtes Schwitzen, von einer beginnenden Überfunktion zu unterscheiden. Auch die für eine Überfunktion durchaus typische Gewichtsabnahme ist zwar häufig, aber es kann im Gegenteil auch zu einer Gewichtszunahme kommen. Oft ist es ein Puzzle, das erst dann ein Bild ergibt, wenn alle Puzzleteile auf dem Tisch liegen.

(!) **WOW, ESSEN OHNE ZUZUNEHMEN? Vielleicht sind Sie über das Symptom „Gewichtsabnahme" gestolpert. Mal ehrlich: Wäre Ihnen das gar nicht so unrecht? Eine Schilddrüsenüberfunktion ist aber eine schlechte Abnehmkur! Die „Nebenwirkungen", also die anderen Symptome, sind belastend und gefährlich: Lassen Sie eine Überfunktion daher nicht unbehandelt.**

Teilen Sie Ihrer Ärztin oder Ihrem Arzt alle Veränderungen mit, die Sie an sich beobachtet haben, damit sie oder er sich ein vollständiges Bild machen kann. Es kann hilfreich sein, sich vorab Notizen zu machen oder sogar über einige Tage hinweg ein Symptom-Tagebuch zu führen. Überlegen Sie dabei nicht zu lange, was wirklich relevant ist, sondern halten Sie alle Auffälligkeiten fest. Ihre Aufgabe ist es lediglich, die Puzzleteile zu liefern. Diese dann korrekt zusammenzusetzen ist Aufgabe der medizinischen Fachperson.

Die möglichen Ursachen

Die meisten Schilddrüsenüberfunktionen werden durch die Basedow-Erkrankung (Morbus Basedow, „Morbus" bedeutet „Krankheit") verursacht. Sie ist benannt nach ihrem Erstbeschreiber Carl von Basedow aus Merseburg, der die Erkrankung 1840 anhand der

Symptomtrias („Merseburger Trias") von Struma (vergrößerte Schilddrüse), Tachykardie (schneller Herzschlag) und Exophthalmus (Hervortreten der Augen) erstmals als eigenständiges Krankheitsbild erkannte. Der Morbus Basedow ist wie die Hashimoto-Thyreoiditis eine Autoimmunerkrankung der Schilddrüse.

Bei einer Autoimmunerkrankung greift das Immunsystem fälschlicherweise körpereigene gesunde Zellen durch Bildung von Antikörpern an. Die werden Autoantikörper genannt, weil sie sich gegen das körpereigene Selbst („Auto" bedeutet „Selbst") richten und nicht wie normale Antikörper gegen Fremdbestandteile, zum Beispiel Bakterien oder Viren. Bei Morbus Basedow besteht das Problem darin, dass diese Autoantikörper die Schilddrüse stimulieren, sodass zu viele Schilddrüsenhormone produziert werden, was zur Überfunktion mit den beschriebenen Symptomen führt.

SYMPTOME BEHANDELN: Beide Autoimmunerkrankungen der Schilddrüse, Hashimoto-Thyreoiditis und Morbus Basedow, können bis heute lediglich symptomatisch behandelt werden, außer die Schilddrüse wird als zugleich Produktions- und Zielorgan der Fehlsteuerung des Immunsystems vollständig entfernt (mehr dazu auf den Seiten 120 und 136).

Wenn Sie eindeutige Symptome einer Schilddrüsenüberfunktion haben, aber kein Morbus Basedow nachgewiesen wurde, kommen auch andere Ursachen in Betracht und müssen bei den anstehenden Untersuchungen berücksichtigt werden.

Bestimmte Medikamente können eine Überfunktion auslösen, zum Beispiel Amiodaron oder Kontrastmittel, die einen hohen Jodanteil haben und daher zu einer verstärkten Hormonproduktion führen. In der Regel weiß Ihr Arzt, dass Sie derartige Medikamente einnehmen, und wird den Zusammenhang zu den Symptomen hoffentlich schnell erkennen. Mehr zu jodhaltigen Kontrastmitteln erfahren Sie auf Seite 44.

Zu den möglichen Ursachen zählen unter anderem auch bestimmte Tumore der Hypophyse und Formen von Schilddrüsenkrebs, doch diese Ursachen sind extrem selten, weshalb an dieser Stelle nicht vertieft darauf eingegangen werden soll.

Relativ häufig ist hingegen die sogenannte Schilddrüsenautonomie. Hierbei kommt es dazu, dass sich einzelne Schilddrüsenzellen, Zellgruppen oder ganze Knoten der Kontrolle durch das Steuerungshormon der Hypophyse, TSH, entziehen, sich aus der normalen Regulation durch die Hypophyse ausklinken, sprich autonom werden, und ungeregelt zu viel Hormone produzieren.

Die Ursache der Überfunktion bei der Schilddrüsenautonomie ist also eine ganz andere als beim Morbus Basedow: Während beim Morbus Basedow alle Schilddrüsenzellen der „Autoaggression" fehlproduzierter Antikörper ausgesetzt sind, ist bei der Autonomie der Fehler in den betroffenen Zellen selbst vorhanden. Warum sich Schilddrüsenzellen der Regulation durch TSH entziehen können und ungebremst Hormone produzieren, ist noch nicht in allen Einzelheiten geklärt. Das Einzige, was man weiß, ist, dass Schilddrüsenautonomien in Jodmangelgebieten häufiger vorkommen als in Regionen mit ausreichender Jodversorgung. Der Vorbeugung eines Jodmangels kommt also auch bei der Schilddrüsenautonomie eine wichtige Rolle zu.

Auf Symptomebene sind sich die Basedowkrankheit und die Schilddrüsenautonomie sehr ähnlich. Bei beiden Erkrankungen können die typischen Symptome einer Überfunktion auftreten, die Sie auf Seite 25 finden. Der vielleicht wichtigste Unterschied ist, dass Morbus Basedow spontan ausheilen kann, die Autonomie aber fast nie. Zudem tritt der Morbus Basedow typischerweise bei Jugendlichen und jungen Erwachsenen auf und ist oft mit einer Schwellung der Augenlider und einem Hervortreten der Augen (endokrine Orbitopathie) verbunden. Autonomie-Betroffene haben hingegen keine Augensymptome, sind meist älter und nicht selten bestehen lediglich Herzsymptome wie Rhythmusstörungen und Vorhofflimmern. Bei derartigen Herzsymptomen sollte daher insbesondere bei älteren Personen immer abgeklärt werden, ob sich dahinter eine autonomiebedingte Überfunktion verbirgt.

Die Suche nach dem Beweisstück

Oft ist in der Medizin das „daran denken" entscheidend. Das gilt ganz besonders für Funktionsstörungen der Schilddrüse, sowohl für Über- als auch für Unterfunktionen, da hier oft zunächst nichts auf den Ort des Geschehens hinweist. Ärztinnen und Ärzte müssen die „Smoking Gun" finden: das rauchende Schießeisen als eindeutiges Beweisstück. Denn oft treten scheinbar unspezifische Symptome auf, da kein sichtbarer Zusammenhang mit der Schilddrüse besteht.

Schildern Sie Ihrem Arzt oder Ihrer Ärztin alle Einzelheiten Ihrer Beschwerden. Falls Ihr Hausarzt unsicher ist, ziehen Sie, auch wenn bisher nur ein Verdacht besteht, zusätzlich einen auf Schilddrüsenerkrankungen spezialisierten Facharzt, also einen Endokrinologen, zurate. Nur alle Teile gemeinsam betrachtet ergeben ein Ganzes, und so lässt sich auch die „Smoking Gun" – die zugrunde liegende Erkrankung der Schilddrüse – finden.

Unterschiede zwischen Frauen, Männern und Kindern

Die Schilddrüse steuert Stoffwechsel und Entwicklung. Je nach Alter und Geschlecht wirken sich Störungen unterschiedlich aus.

Sie haben nun viel darüber gelesen, dass die Symptome von Schilddrüsenerkrankungen sehr vielfältig sein können, weshalb es für Laien (und durchaus auch für Mediziner) sehr schwer sein kann, den Zusammenhang zur Schilddrüse herzustellen. Eine wichtige Rolle spielen dabei zudem auch Alter und Geschlecht von Betroffenen. Hier gibt es wichtige Unterschiede, was die Auswirkung von Störungen sowie die notwendige Behandlung angeht.

In der Bevölkerung ist es eine „gefühlte Wahrheit", dass Schilddrüsenerkrankungen in erster Linie ein Frauenproblem sind. Dafür sprechen auch die objektiven Zahlen: Während vor der Pubertät die Häufigkeit von Schilddrüsenkrankheiten bei Mädchen und Jungen in etwa gleich ist (Erkrankungen von Kindern und Jugendlichen siehe ab Seite 35), dreht sich nach der Pubertät das Blatt zu Ungunsten der Frauen. Schilddrüsenerkrankungen betreffen zu etwa 80 Prozent Frauen, nicht nur bei gutartigen, sondern auch bei bösartigen Erkrankungen. Doch warum ist das so? Was sagt die Forschung dazu?

Vorweg sei gesagt: Eine eindeutige Antwort darauf, warum Frauen viel häufiger unter Schilddrüsenerkrankungen und -krebs leiden, kann die Forschung bislang nicht liefern. Es gibt aber einige interessante Vermutungen:

1 **ÖSTROGEN:** Unter Verdacht steht unter anderem das weibliche Geschlechtshormon Östrogen. Diesem Hormon wird eine mögliche Rolle bei der Entstehung von gut- und bösartigen Schilddrüsenknoten zugeschrieben, was der Grund sein könnte, dass diese bei Frauen häufiger auftreten.

2 **GENE:** Genetische Untersuchungen lassen vermuten, dass möglicherweise geschlechtsspezifische Unterschiede zwischen Frauen und Männern dazu beitragen könnten, dass Schilddrüsenkrebs bei Frauen häufiger vorkommt. An dieser Stelle aber der wichtige Hinweis: Es bleibt dabei, dass Schilddrüsenkrebs generell selten ist. Auch bei Frauen sind also Schilddrüsenknoten (die wiederum sehr häufig sind) in den allermeisten Fällen harmlos!

3 **ZWISCHEN PUBERTÄT UND MENOPAUSE:** Entscheidend scheint vor allem die Lebensphase zu sein, in der Frauen fruchtbar sind, also zwischen Pubertät und Menopause. In der Lebensphase tritt Schilddrüsenkrebs bei Frauen drei- bis viermal häufiger auf als bei altersgleichen Männern. Vor der Pubertät und nach der Menopause ist die Häufigkeit dagegen annähernd gleich.

4 **DAS IMMUNSYSTEM:** Unterschiede zwischen Männern und Frauen gibt es auch beim Immunsystem. Allgemein sind Frauen häufiger von Autoimmunerkrankungen betroffen, das gilt auch für die Autoimmunerkrankungen der Schilddrüse. Die Hashimoto-Erkrankung steht hierbei besonders im Fokus, sie kommt zwei- bis fünfmal häufiger bei Frauen vor als bei Männern.

5 **FRAUEN GEHEN ÖFTER ZUM ARZT:** Nicht zuletzt könnte die größere Häufigkeit von Schilddrüsenerkrankungen bei Frauen auch darauf zurückzuführen sein, dass Frauen generell gesundheitsbewusster sind als Männer und sich häufiger untersuchen lassen. Dadurch werden Erkrankungen schneller entdeckt, darunter auch relativ harmlose Erkrankung wie gutartige Knoten oder eine latente Unterfunktion, die bei männlichen „Arztmuffeln" unerkannt und dadurch auch unbehandelt bleiben.

Schwangerschaft: Was ist zu beachten?

Das Thema Schwangerschaft ist für Frauen mit Schilddrüsenerkrankungen in besonderer Weise relevant. Dabei geht es oft zunächst vor allem darum, überhaupt schwanger zu werden. Wie Sie bereits erfahren haben, können Funktionsstörungen der Schilddrüse auch die Fruchtbarkeit beeinträchtigen. Frauen, die längere Zeit vergeblich versuchen, schwanger zu werden, sollten unbedingt auch ihre Schilddrüse untersuchen lassen. Das Gute ist, dass sich Funktionsstörungen der Schilddrüse meist gut behandeln lassen. Werden also Auffälligkeiten entdeckt und behandelt, besteht Hoffnung, dass der Kinderwunsch endlich in Erfüllung geht.

Ist der Schwangerschaftstest dann positiv, steht der Vorfreude aufs Kind zunächst einmal nichts im Wege: Auch bei Frauen mit einer Schilddrüsenerkrankung ist es durchaus wahrscheinlich, dass die Schwangerschaft problemlos verläuft und ein gesundes Kind auf die Welt kommt. Wichtig ist allerdings, auch während der Schwangerschaft die Schilddrüsenwerte im Blick zu behalten.

Ausgeprägte Funktionsstörungen der Schilddrüse in der Schwangerschaft sind mit ein bis zwei Prozent der Schwangeren zwar relativ selten, aber es kommt durch die in der Schwangerschaft eintretenden Hormonveränderungen auch zu Veränderungen im Stoffwechsel der Schilddrüsenhormone und zu einem deutlich erhöhten Jodbedarf. Eine sorgfältige Kontrolle der Schilddrüsenwerte durch die Frauenärztin oder den Frauenarzt ist daher besonders wichtig. Bei Auffälligkeiten sollte zeitnah auch eine Schilddrüsenspezialistin oder ein Schilddrüsenspezialist hinzugezogen werden.

Obwohl schwere Unterfunktionen in der Schwangerschaft kaum vorkommen, weil diese – wie bereits erwähnt – meist mit Unfruchtbarkeit verbunden sind, müssen auch leichte Unterfunktionen frühzeitig erkannt und behandelt werden. Sie können ansonsten zu ungünstigen Schwangerschaftsverläufen und auch zur nachteiligen Entwicklung des Fetus führen. (Als Fetus wird das während der Schwangerschaft heranwachsende Kind ab etwa der neunten Woche bis zur Geburt bezeichnet.) Bei Frauen, die bereits vor der Schwangerschaft eine behandlungsbedürftige Unterfunktion hatten, muss die Schilddrüsenhormondosis bis zu 50 Prozent gesteigert werden, um den Bedarf für Mutter und Fetus zu decken. Der TSH-Wert sollte regelmäßig kontrolliert werden und nicht über 2,5 Maß-

VOM KINDERWUNSCH BIS ZUR GEBURT

Hier finden Sie die wichtigsten Fakten zum Thema Schilddrüse und Schwangerschaft.

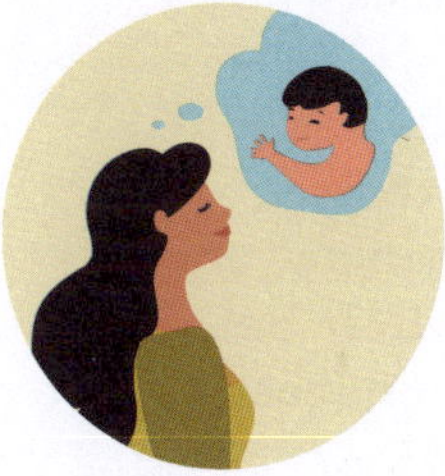

Kinderwunsch: Wenn Sie schon länger vergeblich versuchen, schwanger zu werden, lassen Sie Ihre Schilddrüse untersuchen. Eine Funktionsstörung kann zu Unfruchtbarkeit führen; wird die Störung behandelt, steigen Ihre Chancen auf eine Schwangerschaft. Sind Sie bereits wegen einer Schilddrüsenerkrankung in Behandlung, sprechen Sie Ihren Kinderwunsch an. Einige Therapieoptionen, zum Beispiel die Radiojodtherapie, sind während einer Schwangerschaft ausgeschlossen, sie sollten also gegebenenfalls vorher durchgeführt werden (Seite 34).

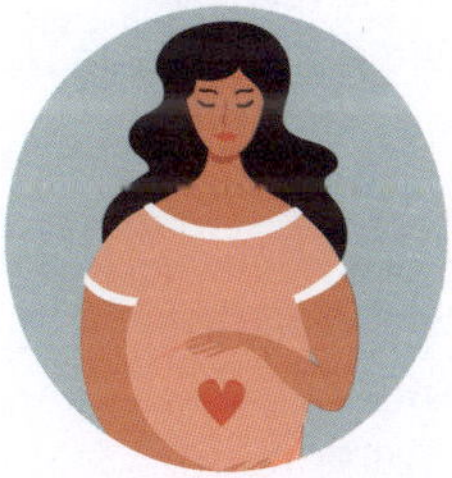

Schwangerschaft: Auch mit einer Schilddrüsenerkrankung kann eine Schwangerschaft problemlos verlaufen. Falls Sie Medikamente nehmen, sollte die Dosis angepasst werden (Seite 40). Wichtig ist die regelmäßige Kontrolle der Schilddrüsenwerte während der Schwangerschaft. Der Jodbedarf ist während dieser Zeit erhöht, Jodpräparate sollten aber nur nach ärztlicher Absprache eingenommen werden. Wenn eine Operation unumgänglich ist, sollte diese möglichst im zweiten Schwangerschaftsdrittel durchgeführt werden.

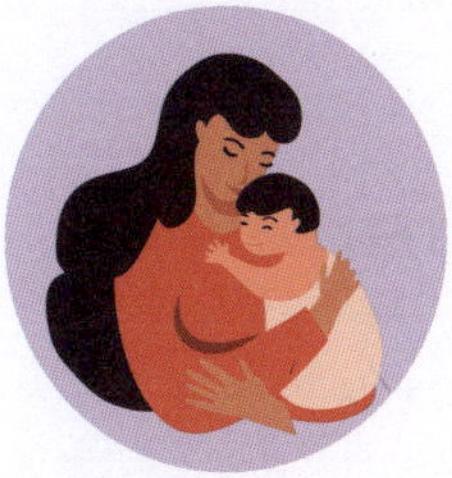

Nach der Geburt: Ihre eigene Schilddrüsenerkrankung wirkt sich bei korrekter Behandlung nicht auf Ihr Kind aus. Angeborene Schilddrüsenerkrankungen sind selten, sollten jedoch frühzeitig erkannt und behandelt werden. Daher werden die TSH-Werte von Neugeborenen routinemäßig untersucht. Die Schilddrüsenerkrankung der Mutter sollte weiterhin überwacht und bei Bedarf behandelt werden. Schilddrüsenhormone können auch während der Stillzeit eingenommen werden.

einheiten liegen. Wenn es in der Schwangerschaft zur Entwicklung eines Morbus Basedow mit Überfunktion kommt, was glücklicherweise mit 0,2 bis 0,7 Prozent nur sehr selten ist, sollte die Schilddrüsenhormonproduktion wegen möglicher Nebenwirkungen der Hormonblocker (Thyreostatika) mit der niedrigst möglichen Dosis an Thyreostatika, bevorzugt Propylthiouracil, gebremst werden. Eine Radiojodtherapie kommt in der Schwangerschaft wegen des Strahlenrisikos für den Fetus nicht infrage. Eine Operation, wenn sie denn überhaupt erforderlich ist, wird im zweiten Trimenon, also zwischen der 14. und 27. Schwangerschaftswoche, durchgeführt, da das fetale Risiko für eine Operation in dieser Zeit am niedrigsten ist.

JOD NUR NACH ÄRZTLICHER ABSPRACHE: Da der Jodbedarf in der Schwangerschaft erhöht ist, enthalten viele frei verkäufliche „Schwangerschaftsvitamine" Jod. Bei bekannten Schilddrüsenproblemen, vor allem bei einer Tendenz zur Schilddrüsenautonomie, sind diese aber nicht ganz unbedenklich. Sprechen Sie daher immer zuerst mit Ihrer Ärztin, bevor Sie Nahrungsergänzungsmittel einnehmen.

Lassen Sie sich von diesen Informationen nicht verunsichern. Um es noch zu betonen: In den meisten Fällen stehen bekannte Schilddrüsenprobleme einem guten Verlauf der Schwangerschaft nicht im Wege. Wichtig für Sie ist allerdings, dass Ihre Ärztinnen und Ärzte über etwaige Schilddrüsenerkrankungen informiert sind. Das gilt auch für bisher nicht behandlungsbedürftige, zufällig entdeckte Knoten. Ihre Frauenärztin weiß vielleicht gar nichts von diesem Zufallsbefund – teilen Sie dies unbedingt mit. Möglicherweise werden dann einige zusätzliche Kontrolltermine während der Schwangerschaft auf Sie zukommen, die aber lediglich dazu dienen, sicherzustellen, dass es Ihnen und Ihrem Kind weiterhin gut geht.

Es kann auch Männer treffen

Wenn Sie ein Mann sind und bei sich Schilddrüsenprobleme vermuten, befürchten Sie nun möglicherweise, dass Sie mit Ihrem Verdacht auf der falschen Spur sind. Dass ganze 80 Prozent der von Schilddrüsenerkrankungen betroffenen Menschen Frauen sind, erweckt den Eindruck, dass es sich dabei um eine „Frauenkrankheit" handelt. Machen Sie sich aber klar, dass Schilddrüsenerkrankungen insgesamt sehr stark verbreitet sind – die „übrigen" 20 Prozent der Betroffenen sind daher immer noch eine beachtliche Anzahl.

Hinzu kommt ein wichtiges Detail, dass vielleicht übersehen wurde, falls Sie als männlicher Leser die letzten Seiten übersprungen haben. Blättern Sie daher einmal zurück zu Seite 31 und sehen Sie sich den letzten Punkt der Aufzählung an: Es kann durchaus sein, dass es eine gewisse Dunkelziffer an männlichen Betroffenen gibt, einfach weil Frauen sich häufiger untersuchen lassen. Wie Sie bereits im vorherigen Kapitel erfahren haben, sind die Symptome bei leichteren Störungen oft nur schwer von allgemeinen Stresssymptomen zu unterscheiden. Gerade Männer neigen hier dazu, sich „zusammenzureißen" statt „zu jammern" – geschweige denn, zum Arzt zu gehen.

Das ist sehr bedauerlich, bedeutet es doch für das vermeintlich starke Geschlecht, dass Betroffene unnötig leiden, da ihre Beschwerden eigentlich gut behandelbar wären. Für Sie heißt das: Gehen Sie im Zweifelsfall zum Arzt und sprechen Sie Ihre Vermutung, dass die Schilddrüse hinter Ihren Beschwerden stecken könnte, dort auch selbst an. Denn auch Ärztinnen und Ärzte kennen die Statistik, was dazu führt, dass sie bei Frauen möglicherweise eher an die Schilddrüse denken als bei Männern.

Schilddrüsenprobleme bei Kindern

Schilddrüsenerkrankungen bei Kindern sind vergleichsweise selten, bedürfen aber einer besonderen Aufmerksamkeit. Denn die normale Kindesentwicklung ist entscheidend abhängig von einer normalen Schilddrüsenfunktion.

Unbehandelter Schilddrüsenhormonmangel im Kindesalter führt zu bleibenden, lebenslang beeinträchtigenden Schäden. Das gilt insbesondere für die angeborene Schilddrüsenunterfunktion, die bei einem unter 3000 bis 4000 Neugeborenen auftretende sogenannte konnatale (angeborene) Hypothyreose. Angeborene Unterfunktionen wirken sich während der Schwangerschaft noch nicht aus, da der Fetus in dieser Zeit noch über die Plazenta durch mütterliches Thyroxin versorgt wird. Nach der Geburt macht sich die Störung jedoch zunehmend bemerkbar. Zunächst fallen betroffene Kinder durch eine langsamere motorische Entwicklung und schnelle Ermüdbarkeit beim Trinken auf.

Bleibt eine angeborene Unterfunktion unbehandelt, entwickelt sich das Vollbild eines Kretinismus (französisch „cretin", Schwachsinniger) mit Kleinwuchs, ausgeprägter Intelligenzminderung, oft depressiver Stimmungslage. Die Tatsache, dass wir dieses Krankheitsbild heute kaum mehr kennen, ist als großer Fortschritt bei der Prävention anzusehen.

Es ist daher sehr wichtig, Funktionsstörungen nach der Geburt frühzeitig zu behandeln. Beruhigend für Eltern: Die entsprechenden Werte werden im Rahmen der Routineuntersuchungen nach der Geburt standardmäßig gemessen, sodass Auffälligkeiten in der Regel sofort entdeckt werden. Wenn bei Neugeborenen im TSH-Screening erhöhte TSH-Werte und gleichzeitig erniedrigte Schilddrüsenhormonwerte gemessen werden, sollte dies unverzüglich eingehend abgeklärt und eine Behandlung mit Schilddrüsenhormonen eingeleitet werden. Werden betroffene Neugeborene korrekt behandelt, können sie sich gesund entwickeln und ein normales Leben führen.

Generell gilt: Die Normalwerte bei Neugeborenen und Kindern unterscheiden sich von denjenigen Jugendlicher nach der Pubertät und Erwachsenen. Im Zweifelsfall sollte daher immer ein erfahrener Kinderarzt um Rat gefragt werden. Erhöhte TSH-Werte im Kindes- und Jugendalter haben nicht immer eine behandlungsbedürftige Bedeutung. Das gilt zum Beispiel für TSH-Erhöhungen bei Jugendlichen mit Fettleibigkeit. Hierzu durchgeführte Studien haben nämlich gezeigt, dass sich nach Gewichtsabnahme die TSH-Werte wieder spontan normalisieren – im Übrigen ein deutlicher Hinweis dafür, dass nicht die Schilddrüse Ursache des Übergewichts gewesen ist. Eine alleinige TSH-Erhöhung bei Adipositas sollte daher auch nicht mit Schilddrüsenhormonen behandelt werden.

BEIM DOWNSYNDROM DIE SCHILDDRÜSE UNTERSUCHEN: Bei Kindern mit Trisomie 21, dem Downsyndrom, findet sich signifikant gehäuft eine Unterfunktion. Als Ursache wird eine gestörte Koordination zwischen Hypothalamus/Hypophyse und Schilddrüse angenommen. Meistens normalisiert sich die Störung von allein. Solange die Unterfunktion besteht, ist sie gegebenenfalls mit Schilddrüsenhormonen zu behandeln.

Anders als Unterfunktionen sind Überfunktionen bei Neugeborenen überaus selten. Die Ursache sind meist sogenannte Genmutationen am TSH-Rezeptor der Schilddrüsenzellen. Die TSH-Rezeptoren sind diejenigen Zellstrukturen, die den „Befehl", das „Signal" des Steuerungshormons TSH, an die Schilddrüsenzellen übermitteln. Die genannten Genmutationen haben zur Folge, dass die Schilddrüsenzellen ungeregelt zu viel Schilddrüsenhormone produzieren und ins Blut abgeben. Die hiermit verbundenen Symptome können schon während der Schwangerschaft auftreten. Sie sind erkennbar an einer unzureichenden Reifung und einem schnellen Herzschlag des Fetus. Bei der genannten Genmutation kommt es nicht selten zur vorzeitigen Geburt.

Nach der Geburt sind die Kinder oft auffallend schreckhaft, unruhig, und nehmen nicht ausreichend an Gewicht zu. Die Kinder müssen zunächst mit Hormonblockern behandelt werden. Im weiteren Verlauf ist meist eine operative Schilddrüsenentfernung der sicherste Weg, um eine lebenslange und nicht immer ganz einfache und möglicherweise mit Nebenwirkungen verbundene Dauerbehandlung mit Hormonblockern zu vermeiden. In seltenen Fällen kann diese Form der Überfunktion auch vererbt werden. Es ist wichtig zu wissen, ob bereits bei den Eltern diese Erkrankung bekannt ist.

Erkrankungen bei Jugendlichen

Die sogenannten erworbenen (im Gegensatz zu den angeborenen) Funktionsstörungen der Schilddrüse nehmen im Kindes- und Jugendalter besonders in der Pubertät an Häufigkeit zu. Dafür sind vor allem die beiden Autoimmunerkrankungen, die Hashimoto-Thyreoiditis und der Morbus Basedow, verantwortlich. Die Auswertung von Jugendlichen unter 18 Jahren ergab zum Beispiel eine beachtliche Gesamthäufigkeit von 15 Prozent bei den Untersuchten mit einem Nachweis von Hashimoto-typischen Schilddrüsenautoantikörpern gegen Thyreoperoxidase (TPO-AK) beziehungsweise gegen Thyreoglobulin (TG-AK). Es ist eine allgemeine Erfahrung, wie wichtig dieser Lebensabschnitt für die psychosoziale Entwicklung ist. Gerade wegen der in dieser Umbruchzeit vielfältigen Veränderungen werden daher nicht selten Symptome übersehen, die wenig mit der Pubertät, aber viel mit einer Störung der Schilddrüsenfunktion zu tun haben.

Die Jugendvorsorgeuntersuchungen sollten jedenfalls ein guter Anlass sein, auf Beschwerden oder einfach nur auf Veränderungen im Verhalten hinzuweisen, die auffällig sind. Unbehandelt können sich bei beiden Autoimmunerkrankungen Entwicklungsstörungen einstellen, die nur schwer oder gar nicht wieder korrigierbar sind: bei unbehandelter Unterfunktion (Hashimoto-Thyreoiditis) Wachstumsverzögerungen, ggf. Wachstumsstillstand, bei unbehandelter oder zu spät behandelter Überfunktion (Morbus Basedow) eine Beschleunigung der körperlichen Entwicklung, die dann wiederum auch zur Wachstumsbegrenzung führen kann, da die Pubertätsphase durch die Überfunktion verkürzt ist.

Jugendliche und Hashimoto

Die Hashimoto-Thyreoiditis sollte bei Jugendlichen unbedingt ernst genommen werden, nicht allein wegen der Unterfunktion. Diese ist bei Jugendlichen wie auch bei Erwachsenen meist gut mit Schilddrüsenhormonen behandelbar. Dabei sollte aber nicht übersehen werden, dass die Hashimoto-Thyreoiditis, auch wenn die Unterfunktion gut durch Tabletten eingestellt ist, mit einem deutlich erhöhten Schilddrüsenkrebsrisiko verbunden ist. Das Dilemma ist, dass Hashimoto und papilläres Schilddrüsenkarzinom im Ultraschall sehr ähnlich aussehen können. Auch die Schilddrüsenwerte erlauben keine eindeutige Unterscheidung. Wichtig ist die sorgfältige Ultraschall–untersuchung nicht nur der Schilddrüse, sondern auch der Halslymphknoten. Bei auffälligen Lymphknoten ist eine Biopsie zur weiteren Klärung angezeigt.

Schilddrüsenkrebs bei Kindern ist insgesamt selten. Nur etwa ein Prozent der bösartigen Tumoren im Kindesalter betreffen Schilddrüsenkarzinome. Ihre Häufigkeit hat jedoch – wie bei Erwachsenen – aus noch nicht ganz geklärten Gründen zugenommen. Darüber hinaus hat auch beim Schilddrüsenkrebs die Pubertät wieder einen deutlichen Einfluss: Eingehende Untersuchungen haben gezeigt, dass die Krebshäufigkeit vor der Pubertät nur etwa ein Prozent betrug, nach der Pubertät jedoch etwa sieben Prozent. Auffälligen Knoten der Schilddrüse oder Halslymphknoten bei Jugendlichen sollte daher in jedem Fall Aufmerksamkeit geschenkt werden. Daran denken ist das Wichtigste! Die gute Nachricht ist, dass Schilddrüsenkrebs bei Kindern und Jugendlichen, insbesondere das „papilläre

Karzinom", selbst bei Befall von Lymphknoten oder sogar bei Metastasen (Absiedlungen) zum Beispiel in der Lunge nahezu immer gut behandelbar ist und nur in ganz seltenen Fällen tödlich verläuft.

Gesund – und doch schilddrüsenkrank?

Ihre Schilddrüse ist krank,
ohne dass Sie etwas bemerkt haben?
Machen Sie sich keine Sorgen,
Ihr Arzt wird nun sehr genau hinschauen.

„Wussten Sie eigentlich, dass mit Ihrer Schilddrüse etwas nicht in Ordnung ist?" Vielleicht wurden Sie von einer derartigen Feststellung Ihres Hausarztes überrascht: „Nein, das habe ich nicht gewusst. Wie kann das sein? Ich fühle mich doch ganz gesund!"

Und doch hat Ihr Hausarzt gute Gründe, mit Ihnen über Ihre Schilddrüse zu sprechen. Die häufigsten überraschenden Diagnosen sind die schon erwähnte Hashimoto-Thyreoiditis, eine grenzwertige, „latente" Unter- oder Überfunktion – oder symptomlose Schilddrüsenknoten, über die Sie bereits im ersten Kapitel etwas erfahren konnten.

Die Hashimoto-Thyreoiditis ist das Chamäleon unter den Schilddrüsenerkrankungen. Es gibt unzählige Erscheinungsformen, sowohl was die Veränderungen in der Schilddrüse betrifft als auch die Auswirkungen auf das gesamte körperlich-seelische Befinden. Dabei gibt es noch viele Unbekannte, denn allein die gestörte Hormonleistung kann nicht alle bei Hashimoto möglicherweise auftretenden Beschwerden erklären.

Der japanische Arzt Hakaru Hashimoto beschrieb 1912 erstmals diese Erkrankung, nachdem er in vergrößerten Schilddrüsen ausgedehnte Ansammlungen von Lymphzellen beobachtet hatte. Heute ist gesichert, dass es sich um eine auf die Schilddrüse begrenzte Autoimmunkrankheit handelt. Die vermehrt in der Schilddrüse vorhandenen Lymphzellen produzieren Antikörper, die gegen die körpereigenen Schilddrüsenzellen gerichtet sind und diese zerstören. Nach längerer Dauer kommt es daher zur Unterfunktion, über deren Symptome Sie bereits einiges erfahren haben. Wenn Sie bislang nichts gemerkt haben, liegt das nur daran, dass die Erkrankung noch nicht so ausgeprägt ist, dass sie zu den typischen Symptomen einer Unterfunktion geführt hat.

Bis heute gibt es keine gesicherten Erkenntnisse über die Ursachen der Hashimoto-Thyreoiditis. Vorangegangene Infekte, Rauchen oder moderater Alkoholgenuss konnten als Auslöser nicht bewiesen werden. Auffällig ist, dass bei dieser Erkrankung Frauen viel öfter betroffen sind als Männer. Wahrscheinlich wurden bei Ihnen beim Ultraschall typische Hashimoto-Veränderungen entdeckt und auch Ihre Antikörperwerte sind vermutlich erhöht. Auf dieser Grundlage wurde die Diagnose gestellt. Sie fühlen sich gesund und sind doch schilddrüsenkrank. Das Merkwürdige an dieser Erkrankung ist, dass es auch gegenteilige Fälle gibt: Betroffene fühlen sich körperlich und seelisch nicht gut, die Schilddrüse aber ist nur wenig verändert und auch die Antikörper sind nur gering erhöht. Es besteht bei der Hashimoto-Erkrankung jedenfalls keine sichere Korrelation zwischen den autoimmunbedingten Veränderungen in der Schilddrüse und den Beschwerden. Wenn Sie keine Beschwerden haben, ist das erst mal gut. Die Schilddrüse und Antikörper sollten jedoch in größeren Abständen kontrolliert werden.

Unterfunktion oder seelisches Tief?

Ein weiteres mögliches Szenario: Ihr Hausarzt hat bei einer Routineuntersuchung bei ansonsten normalen Schilddrüsenwerten eine Erhöhung des TSH gesehen und fragt: „Haben Sie denn keine Beschwerden?" Klingt einfach, ist aber doch schwer zu beantworten. Wer kann schon behaupten, sich stets rundum wohlzufühlen?

Es ist durchaus möglich, dass Sie zwar Symptome einer Unterfunktion haben, diese aber bisher gar nicht bemerkt haben, weil die Symptome sich über einen längeren Zeitraum schleichend entwickelt haben, sodass Sie sich daran gewöhnt haben. Vielleicht dachten Sie einfach, dass Sie wegen Ihres stressigen Alltags so oft erschöpft sind? Oder dass Sie ein paar Pfunde zugelegt haben, weil – möglicherweise gerade wegen der häufigen Erschöpfung – keine Zeit für Sport und gesunde Ernährung war? Und die miese Laune ergibt sich dann ja ohnehin quasi von selbst … Es ist daher sinnvoll, die Frage der Ärztin mit einer ausführlichen Schilderung Ihres Befindens zu beantworten. Eine erfahrene Ärztin kann dann erkennen, wo „normal" aufhört und „krank" anfängt.

Doch nicht nur die Abgrenzung zur Normalität ist schwierig. Da sich eine Unterfunktion stark auf das seelische Erleben auswirken kann, ähnelt sie mitunter einer Depression.

Während bei Schilddrüsenerkrankungen bestimmte Blutwerte zumindest wichtige Hinweise geben, lassen sich Depressionen nur anhand der Symptome diagnostizieren. Eine Übersicht über die Symptome beider Krankheiten und die Unterschiede finden Sie auf Seite 43. Diese Informationen können keine ärztliche Diagnose ersetzen, Ihnen aber helfen, sich gut auf das Arztgespräch vorzubereiten. Denn auch hier gilt: Sie liefern die Puzzleteile, die Ihr Arzt oder Ihre Ärztin zusammensetzt. Eine ganz sichere Abgrenzung beider Erkrankungen gelingt allerdings auch Fachpersonen selbst mit modernsten Untersuchungsverfahren heute noch nicht immer ganz zweifelsfrei, insbesondere dann, wenn eine geringe Unterfunktion laborchemisch nachgewiesen wird.

KEIN ENTWEDER-ODER! Nicht nur Schilddrüsenfunktionsstörungen sind weit verbreitet, sondern auch Depressionen. Das bedeutet, es ist keine Seltenheit, dass jemand beide Erkrankungen hat. Zu einer Schilddrüsenunterfunktion kann auch eine Depression hinzukommen oder umgekehrt.

Bei Ihnen besteht der Verdacht, dass Sie beide Erkrankungen gleichzeitig haben? Das mag sehr deprimierend klingen, erst recht, wenn sowohl die Unterfunktion als auch die Depression auf die Stimmung drücken. Umso wichtiger ist es daher, den Blick auf das Positive zu lenken: Sowohl Schilddrüsenunterfunktionen als auch Depressionen sind gut behandelbar. Wenn Sie also, eventuell trotz korrekter Behandlung Ihrer Unterfunktion, weiterhin unter gedrückter Stimmung leiden, reden Sie darüber mit Ihrem Hausarzt oder Ihrer Hausärztin, sie sind auch bei Verdacht auf eine Depression erste Ansprechpartner. Mehr Informationen hierzu bietet der Ratgeber „Hilfe bei Depressionen" der Stiftung Warentest. Umgekehrt gilt: Falls Sie wissen, dass Sie an einer Depression leiden, aber den Verdacht haben, dass Ihnen Ihre Schilddrüse das Leben zusätzlich erschwert, sprechen Sie das an. Wer weiß, vielleicht erweist sich die Behandlung der Unterfunktion dann sogar als der Hebel, den Sie brauchen, um aus dem Tief der Depression herauszukommen.

Unterfunktion ohne Beschwerden?

Gerade bei geringer (fachsprachlich „subklinischer") Unterfunktion kann es auch für Ärztinnen und Ärzte nicht leicht sein, unterfunktionsbedingte Symptome von Beschwerden anderer Ursache zu unterscheiden. „Sollen wir es mal mit Schilddrüsenhormonen probieren?" Das wäre ein pragmatischer Versuch, um das herauszufinden. Die Erfahrung zeigt, dass manchmal erst eine Therapie klärt, ob die angenommene Diagnose richtig war. Wer sich vorher noch unsicher war, ob die eigenen Beschwerden nicht doch normal sind, wird dann vielleicht positiv überrascht sein, wie gut sich die echte Normalität anfühlt. Mehr über die medikamentöse Behandlung erfahren Sie im vierten Kapitel. An dieser Stelle aber schon mal der Hinweis: Es kommt auf die richtige Dosis an. Bei der Gabe von Schilddrüsenhormonen gilt das in besonderem Maße, wenn die Ursache der latenten Unterfunktion eine Hashimoto-Erkrankung ist. Denn bei der Hashimoto bildet die Schilddrüse noch körpereigene Hormone, und zwar nicht selten mal mehr, mal weniger. Die Einstellung kann daher schwierig sein, es kann sogar so sein, dass Sie sich nach der Einnahme von Schilddrüsentabletten trotz dann laborchemisch normaler Schilddrüsenwerte schlechter fühlen als vorher. Schilddrüsenhormone können bei Hashimoto eben nur etwas gegen die Unterfunktion tun, nicht aber gegen die eigentliche Autoimmunerkrankung. Diese hat „ihren eigenen Kopf". In jedem Fall sollten bei einer Behandlung mit Thyroxintabletten die Schilddrüsenwerte wegen der sieben- bis zehntägigen Halbwertszeit (so wird die Zeitspanne bis zur Halbierung der Hormonkonzentration im Blut bezeichnet) von Thyroxin nach etwa vier Wochen kontrolliert werden, um bei Bedarf angepasst werden zu können. Am Ende des Behandlungsversuchs mit Schilddrüsenhormonen ist aber stets entscheidend, ob Sie sich damit wohlfühlen. Wenn Sie spüren, dass sich im Vergleich zu vorher nichts geändert oder es sich sogar verschlechtert hat, sollte die Einnahme der Tabletten besser beendet werden.

UNTERFUNKTION ODER DEPRESSION?

So können Sie sich aufs Arztgespräch vorbereiten: Je mehr Punkte sichtbar sind, desto eher ist dies ein Anzeichen für die jeweilige Erkrankung.

SYMPTOME	SPRICHT FÜR UNTERFUNKTION	SPRICHT FÜR DEPRESSION
Täglich gedrückte Stimmung, Interesselosigkeit	●	●●●
Ständiges Grübeln	◐	●●
Verlangsamung	●●	●
Unruhe, Anspannung		●
Verminderte Konzentration	●	●●
Gedächtnisschwäche	●●	●
Gefühle von Wertlosigkeit	◐	●●
Müdigkeit, Antriebsmangel	●●	●●
Negative Zukunftsgedanken	◐	●●●
Schlafstörungen	●◐	●●
Verminderter Appetit	◐	●
Verminderte Libido	●	●
Vermindertes Selbstwertgefühl	●	●●
Verdauungsprobleme, Verstopfung	●	◐
Herz-Kreislauf-Störungen	●	●
Brustschmerzen	●●	●
Magenschmerzen	●◐	●

Die aufgeführten Symptome beschreiben nicht bzw. nur annähernd das gesamte Spektrum möglicher Beschwerden und Symptome. Exakte Studien zum Vergleich beider Erkrankungen liegen nicht vor.

Überfunktionen immer ernst nehmen!

Grenzwertige, bislang nicht bemerkte (latente, subklinische) Überfunktionen sind seltener als entsprechende Unterfunktionen. Denn bereits geringe Überfunktionen können sich zum Beispiel durch Herzrhythmusstörungen und Vorhofflimmern bemerkbar machen – Symptome, die beängstigend sein können, weshalb Betroffene in der Regel bald einen Arzt aufsuchen. Wenn nicht ein Morbus Basedow besteht, sind die häufigsten Ursachen für diese Art der Überfunktion bislang nicht bekannte Schilddrüsenautonomien, also Schilddrüsenzellen oder Knoten, die sich der Kontrolle durch das Steuerungshormon TSH entzogen haben.

Wenn Herzrhythmusstörungen die Folge einer bislang nicht aufgefallenen Schilddrüsenüberfunktion sind, müssen sie durch eine Hormonblockade, gegebenenfalls ergänzt durch Betablocker, behandelt und die Werte anschließend überwacht werden. Im Unterschied zu einer grenzwertigen Unterfunktion, die bei fehlenden Symptomen durchaus nicht immer behandelt werden muss, sollte eine grenzwertige Überfunktion immer behandelt werden, auch wenn sie „nur" ein Organ betrifft, insbesondere wenn es das Herz ist.

VORSICHT BEI KONTRASTMITTELN: Ein besonderes Risiko im Zusammenhang mit latenten Überfunktionen stellen jodhaltige Kontrastmittel dar. Deren Jodgehalt ist mehr als hundertfach höher als die empfohlene Tagesdosis von 150 Mikrogramm. Die Jodmengen werden in Fettgeweben gespeichert und gelangen über Wochen und Monate in die Schilddrüse. Die Schilddrüse wird „angeheizt", es kommt zu erhöhter Hormonbildung.

Mit Zunahme der Computertomografien und Gefäßdarstellungen ist das Risiko von Schilddrüsenüberfunktionen gestiegen. Das Risiko, nach einer Untersuchung mit jodhaltigem Kontrastmittel eine Überfunktion zu bekommen, betrifft vor allem Menschen mit Morbus Basedow oder einer Schilddrüsenautonomie. Gerade eine Autonomie ist oft nicht bekannt, vor allem bei älteren Menschen. Vor jeder Untersuchung mit jodhaltigem Kontrastmittel wird daher der TSH-Wert kontrolliert. Bei erniedrigtem TSH erfolgt eine medikamentöse Prophylaxe mit Hormonblockern vor und nach der Untersuchung.

Gelassen bleiben bei Zufallsbefund

Schilddrüsenuntersuchungen gehören heutzutage bei manchen Menschen zum jährlich absolvierten Gesundheitscheck. Auch bei Gefäßuntersuchungen der Halsschlagadern gerät die Schilddrüse ins Blickfeld der Untersuchenden. Schilddrüsenknoten sind dabei ein nicht seltener Zufallsbefund.

Je öfter Schilddrüsen mit modernen Ultraschallgeräten untersucht werden, desto häufiger werden symptomlose Schilddrüsenknoten gesehen. Die meisten sind nicht nur symptomlos, sondern auch harmlos. Sie bedürfen keiner gezielten Kontrolle. Mehr dazu und wann man hinsehen sollte, finden Sie ab Seite 96.

Wegen der vielen routinemäßigen Ultraschalluntersuchungen liegt das Risiko weniger darin, dass Schilddrüsenknoten unerkannt bleiben, sondern dass Patienten einer unkritischen „Überdiagnostik" und eventuell auch „Übertherapie" ausgesetzt werden. Durch Studien sind aber zum Glück gut abgesicherte Kriterien ermittelt worden, um „suspekte" Knoten auszumachen: Echoarmut, Mikroverkalkungen, unscharfe Begrenzung. Knoten, die diese Merkmale aufweisen, sollten weiter abgeklärt werden. Die meisten anderen sind höchstwahrscheinlich harmlos und nicht weiter kontrollbedürftig.

Für Sie bedeutet das: Ein zufälligerweise entdeckter Schilddrüsenknoten ist zunächst kein Grund zur Beunruhigung. Sollte Ihr Arzt dennoch zu weiteren Untersuchungen raten, scheuen Sie sich nicht, nach den Gründen zu fragen und sich diese erklären zu lassen. Vielleicht wird er dann von selbst einräumen, dass weitere Untersuchungen eigentlich unnötig sind. Wenn Sie aber selbst ein schlechtes Gefühl haben, nach dem Zufallsbefund gar nichts zu unternehmen, wäre eine weitere Ultraschalluntersuchung ungefähr ein halbes Jahr später ein Kompromiss und der Knoten gerät nicht in Vergessenheit.

DIE RICHTIGE DIAGNOSE GIBT KLARHEIT

Das Problem zu kennen, ist der Schlüssel zur passenden Therapie. Aber der Weg ist bei Schilddrüsenerkrankungen oft steinig, selten reicht dafür ein einziger Befund aus. Erfahren Sie, wie Sie möglichst schnell Gewissheit erlangen.

Blickdiagnose und Hormoncheck

Einiges lässt sich anhand der Blutwerte oder sogar auf den ersten Blick erkennen. Oft sind weitere Untersuchungen nötig.

Einmal zum Arzt und die Diagnose steht fest? Das wäre eine große Erleichterung, umso mehr, wenn die Symptome vielfältig und schwer greifbar sind, was bei Schilddrüsenerkrankungen häufig der Fall ist. Ganz so schnell geht es daher leider meistens nicht, wenn mit der Schilddrüse etwas nicht stimmt. Aber ein erfahrener Arzt oder eine erfahrene Ärztin kann durchaus Licht ins Dunkel bringen, vielleicht sogar schon beim ersten Termin.

Generell sind Ärztinnen und Ärzte durchaus in der Lage, einige Krankheiten quasi auf den ersten Blick zu erkennen oder zumindest klare Indizien für eine bestimmte Erkrankung auszumachen. Allgemein bekannte Beispiele für Blickdiagnosen sind Infektionskrankheiten bei Kindern und Erwachsenen, die durch Hautveränderungen (zum Beispiel Masern, Röteln, Windpocken, Gürtelrose) oder eitrige Schwellungen in Erscheinung treten. Weitere Kandidaten für Blickdiagnosen sind etwa Fehlbildungen der Haut, sogenannte Muttermale, oder schmerzlose Knotenbildungen im sichtbaren Bereich, Durchblutungsstörungen an Händen, Armen, Füßen oder Beinen sowie Lähmungen im Gesicht oder an Armen und Beinen. Wenn der Blick über die Betrachtung des äußeren Erscheinungsbildes hinausgeht, können auch die Veränderungen der Zunge, des Speichels, des Stuhles und Urins bereits erste Anhaltspunkte für eine Verdachtsdiagnose ergeben.

„Lass den Kopf nicht hängen" zeigt schon sprichwörtlich, dass Veränderungen der Körperhaltung und der Körpersprache anzeigen, wenn im Inneren das Gleichgewicht gestört ist. Umso mehr trifft dies zu, wenn sich der Bewegungsablauf verändert hat, oder das Sprechen, Atmen, Gehen. Mit dem „dynamischen Blick" erschließt sich daher oftmals überhaupt erst, was nicht normal ist und Anlass für gezielte Untersuchungen sein sollte.

Der Kropf als eindeutiger Hinweis

Für die eindeutige Diagnose der meisten Schilddrüsenerkrankungen wird eine Blickdiagnose allein nicht ausreichen. Doch für einige Erkrankungen in diesem Bereich gibt es sichtbare Anzeichen. Das wahrscheinlich bekannteste davon ist der sprichwörtliche Kropf. Schon seit Jahrhunderten gibt es künstlerische Darstellungen von Schilddrüsenerkrankungen, die Menschen mit Schilddrüsenvergrößerungen, einer sogenannten Struma (lateinisch für Drüsenschwellung oder Geschwulst), auch Kropf genannt, zeigen. Ist eine solche Veränderung bei Ihnen sichtbar oder zumindest tastbar, ist relativ schnell klar, dass mit Ihrer Schilddrüse etwas nicht in Ordnung ist, auch wenn für die genaue Diagnose meistens weitere Untersuchungen nötig sind. Auch die Augen lassen Rückschlüsse zu.

WAS STIMMT MIT MEINEN AUGEN NICHT? Bei einer bestimmten Schilddrüsenerkrankung, beim Morbus Basedow, treten oft beide Augäpfel hervor. Weitere mögliche Augensymptome: starrer Blick, Lidschwellungen, gereizte Augenbindehäute, gestörte Augenbeweglichkeit und manchmal verschlechterte Sehfähigkeit.

Wie sieht es mit Unterfunktionen aus? Auch hier können sichtbare Anzeichen auftreten. Seit der Erkennung der Schilddrüsenunterfunktion vor über 100 Jahren gibt es auch von dieser Erkrankung bildliche medizinische Darstellungen mit den typischen Haut-, Weichgewebs- und Gesichtsveränderungen, Myxödem genannt. Allerdings treten diese Veränderungen nicht immer auf. Unterfunktionen sind oft (zunächst) unsichtbar und äußern sich eher durch die im zweiten Kapitel geschilderten, oft vagen Beschwerden.

Für einen großen Teil der Schilddrüsenerkrankungen – Struma, Knoten, Überfunktion und Unterfunktion – ist es also grundsätzlich möglich, allein durch sorgfältige Beobachtung zu einer Verdachtsdiagnose zu kommen. Blickdiagnosen bei Schilddrüsenerkrankungen sind allerdings vor allem dann hilfreich, wenn nicht nur die rein äußerlichen Veränderungen registriert werden, sondern auch ein ausführliches Gespräch stattfindet. Die Ärztin oder der Arzt sollte fragen, ob und gegebenenfalls welche Beschwerden mit den Veränderungen verbunden sind. Leider gibt es keine Untersuchungen darüber, wie oft eine Blickdiagnose bei Schilddrüsenerkrankungen die Frühdiagnose einer behandlungsbedürftigen Erkrankung ermöglicht hat.

Hormonwerte bei Über- und Unterfunktion

Gerade am Beginn einer Schilddrüsenfunktionsstörung können Beschwerden wie Müdigkeit, Leistungsminderung und Stimmungsschwankungen sowohl bei einer Unterfunktion wie auch bei einer Überfunktion bestehen. Bei einem Hormoncheck der Schilddrüsenwerte kann relativ leicht geklärt werden, ob eine Über- oder Unterfunktion vorliegt.

Diese Hormonwerte zu ermitteln, ist daher Standard, wenn eine Funktionsstörung der Schilddrüse vermutet wird oder die Schilddrüse in irgendeiner Weise auffällig ist. Auch bei generellen „Gesundheitschecks", bei anderen Verdachtsdiagnosen oder allgemeinen Beschwerden werden die entsprechenden Werte häufig erfasst. Dazu muss Ihnen lediglich Blut abgenommen werden. Nach einem abgestuften Vorgehen werden dann im Blut das TSH, das freie, nicht eiweißgebundene Hormon freies T4 (FT4), und gegebenenfalls das Gesamt-T3 (eiweißgebundenes und freies T3) bestimmt.

Für die Unterscheidung zwischen einer Über- und einer Unterfunktion ist der TSH-Wert wichtig: Ist dieser zu niedrig, verweist das auf eine Überfunktion (Hyperthyreose). Ist er erhöht, zeigt das eine Unterfunktion an (Hypothyreose). Erfreulich ist es, wenn auf Ihrem Befund „Euthyreose" oder „euythyreot" steht, denn diese sperrigen Fachbegriffe bedeuten nichts anderes als „Normalfunktion". Ihr TSH-Wert ist dann also in Ordnung.

Kompliziert wird es, wenn man noch das FT4 und das Gesamt-T3 in die Betrachtung einbezieht. Zur Erinnerung: TSH ist das Steuerungshormon, das die Aktivität der Schilddrüse reguliert, während T3 und T4 die eigentlichen Schilddrüsenhormone sind, die im Körper verschiedene Aufgaben erfüllen. Ist der TSH-Wert erhöht, ist vor allem der FT4-Wert zusätzlich wichtig: Liegt dieser im Normbereich, spricht man von einer „latenten Unterfunktion". Ist er hingegen zu niedrig, handelt es sich um eine „manifeste Unterfunktion". Bei Überfunktionen (also niedrigem TSH-Wert) spielt auch noch das Gesamt-T3 eine wichtige Rolle, um eine latente von einer manifesten Überfunktion zu unterscheiden. Es kann auch vorkommen, dass der Gesamt-T3-Wert erniedrigt ist, obwohl der TSH-Wert im Normbereich liegt. Dieses sogenannte Niedrig-T3-Syndrom hat keinen eigenen Krankheitswert, tritt aber häufig im Zusammenhang mit schweren Allgemeinerkrankungen auf.

HORMONCHECK: DAS VERRATEN DIE WERTE

Beim Verdacht auf Schilddrüsenprobleme sind der TSH-Wert, aber auch die Werte der Schilddrüsenhormone T3 und T4 wichtig.

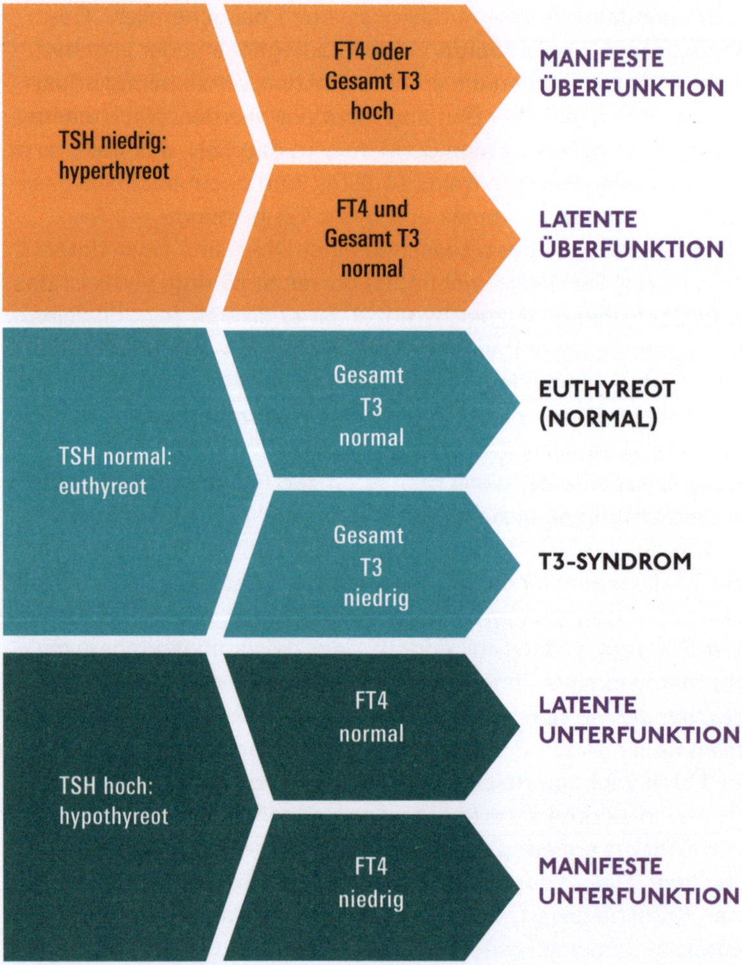

Eine bislang nur latente, das heißt, noch nicht offen manifeste Unter- oder Überfunktion bedeutet, dass bereits eine Funktionsstörung der Schilddrüse vorliegt. Es bedeutet aber nicht automatisch, dass Ihre Beschwerden Folge dieser Störung sind. Hier lohnt es sich, genauer hinzuschauen. Die eigentliche Analyse Ihrer Blutwerte ist Aufgabe Ihres Arztes. Es ist aber Ihr gutes Recht, sich erläutern zu lassen, wie er zu den Schlussfolgerungen kommt. Wichtig ist dabei auch die Frage, ob „der Fall klar" ist – Symptome und Blutwerte ergeben dann ein eindeutiges Bild – oder ob die Werte schwer zu interpretieren sind. Letzteres ist nicht ungewöhnlich. Eine einmalige Hormonbestimmung ist selten ausreichend. Bei Unklarheiten sollten Sie die Werte erneut kontrollieren lassen. Da sich die Testverfahren in verschiedenen Labors unterscheiden können, ist ratsam, dass die Bestimmungen immer im gleichen Labor durchgeführt werden.

Hashimoto: Dem Chamäleon auf der Spur

Die häufigste Ursache einer Unterfunktion ist Hashimoto-Thyreoiditis. Die Diagnose ist allerdings oft knifflig.

Die beiden Autoimmunerkrankungen der Schilddrüse, die häufige Hashimoto und der seltene Basedow, sind meist gut voneinander zu unterscheiden. Mehr über die Autoimmunerkrankungen im Allgemeinen erfahren Sie ab Seite 61, mehr über Basedow ab Seite 57.

Die Hashimoto-Thyreoiditis ist eine chronische, nicht bakterielle oder virale Entzündung der Schilddrüse. Sie verläuft oftmals, zumindest in der Anfangszeit, ohne auffällige Symptome, kann aber auch mit erheblichen körperlich-seelischen Beschwerden verbunden sein, die nicht oder nicht nur Folge der Unterfunktion sind.

Ultraschall und Antikörpercheck

Auch beim Verdacht auf Hashimoto werden die eben beschriebenen Hormonwerte ermittelt (Seite 50) oder aber, es sind gerade diese Werte, die zum Verdacht führen. Denn bei Hashimoto kommt es oft zur Unterfunktion. Allerdings ist es auch möglich, dass der TSH-Wert (noch) normal ist, obwohl eine Hashimoto-Erkrankung vorliegt.

Ein weiterer wichtiger Baustein ist daher die Ultraschalluntersuchung. Auch wenn Sie (noch) keine Symptome haben, kann es sein, dass Ihr Arzt eine Hashimoto-Erkrankung vermutet, wenn im Ultraschall eine verminderte Schalldichte, eine sogenannte Echoarmut, eventuell in Verbindung mit einer verminderten Durchblutung („Vaskularisation") zu sehen ist. Die Durchblutungsminderung ist charakteristisch für eine Hashimoto, denn beim Basedow findet sich meist eine vermehrte Durchblutung der Schilddrüse.

Für einen Anfangsverdacht reicht auch eine Erhöhung der Antikörper gegen das für die Schilddrüsenhormonbildung wichtige Enzym (Ferment) Thyreoperoxidase, abgekürzt TPO. Das lässt sich eventuell auch dann schon feststellen, wenn keine Beschwerden auftreten und der Ultraschall (noch) unauffällig ist. Die Erhöhung der TPO-Antikörper ist zwar typisch für eine Hashimoto, erlaubt aber noch keine eindeutige Diagnose, da auch beim Basedow manchmal erhöhte TPO-Antikörper gesehen werden.

Es gibt noch einen Antikörperwert, der auf Hashimoto hinweisen kann: der sogenannte TG-AK (Thyreoglobulin-Antikörper)-Wert. Wenn der Verdacht auf Hashimoto besteht, die TPO-Werte aber unauffällig sind, kann es sinnvoll sein, auch diesen Wert anzuschauen.

TG-AK-WERT BESTIMMEN LASSEN! Die Krankenkassen erlauben nur zwei Antikörperbestimmungen pro Quartal. Die meisten Ärzte lassen daher nur TPO (Hashimoto) und TRAK (Basedow) bestimmen. In Zweifelsfällen kann es aber sinnvoll sein, dann im nächsten Quartal den TG-AK-Wert bestimmen zu lassen. Nicht immer weist der Arzt darauf hin, fragen Sie also danach!

In jedem Fall sollte bei auffälligem Ultraschallbefund oder laborchemischen Befunden einer Schilddrüsenunterfunktion immer eine Hashimoto-Erkrankung abgeklärt werden, da sie die heute häufigste Ursache einer Unterfunktion ist, wenn nicht eine Radiojodtherapie oder Schilddrüsenoperation vorangegangen ist.

Vielleicht fragen Sie sich nun: Warum eigentlich? Wenn Sie zum Beispiel gar keine Beschwerden haben, sondern nur Anzeichen für Hashimoto im Ultraschall entdeckt wurden, ist das doch erst mal kein großes Problem, oder? Schließlich haben Sie bereits im vorherigen Kapitel erfahren, dass eine latente Unterfunktion nicht unbedingt behandelt werden muss. Das stimmt auch. Dennoch ist es wichtig, dass Sie selbst und Ihre Ärztinnen und Ärzte klären, ob Sie eine Hashimoto-Thyreoiditis haben. Im Langzeitverlauf droht nämlich bei Hashimoto eine Schilddrüsenunterfunktion mit den entsprechenden Beschwerden.

Hinzu kommt, dass Hashimoto auch gemeinsam mit anderen Autoimmunerkrankungen auftreten kann, etwa des Magens, Darms, der Nebennieren, Gefäße und Gelenke, Haut und der Muskulatur. Außerdem kann Hashimoto trotz normaler Schilddrüsenfunktion und nicht stark erhöhter Antikörperwerte zum Teil erhebliche allgemein körperlich-seelische Beschwerden machen. Bei Frauen erhöht eine Hashimoto das Risiko einer gestörten Schwangerschaft, insbesondere wenn eine Unterfunktion vorliegt, die nicht behandelt wird. Und es gibt ein erhöhtes Risiko für papilläre Schilddrüsenkarzinome.

All dies soll Ihnen keine Angst machen. Aufgrund der beschriebenen Risiken lohnt es sich aber, den Verdacht auf Hashimoto gründlich abzuklären: Wenn bekannt ist, dass Sie diese Autoimmunerkrankung haben, können Symptome und Auffälligkeiten, die eventuell erst in Zukunft auftreten, schnell richtig interpretiert werden.

Ein Meister der Tarnung

Geschätzt haben vier von 1 000 Frauen und einer von 1 000 Männern eine Hashimoto-Erkrankung. Das Problem dabei: Diesen Angaben liegen keine genauen Erhebungen in der Bevölkerung zugrunde und es gibt keine Studien, die den Eindruck der Ärztinnen und Ärzte stützen könnten, dass die Erkrankung an Häufigkeit zugenommen hat. Es ist auch die Erkrankung selbst, die Behandelnden Kopfweh bereitet: Liegt bereits eine Hashimoto vor, wenn die TPO-Antikörper etwas erhöht sind? Oder erst, wenn die TPO-Erhöhung erheblich ist? Eine geringfügige TPO-Erhöhung ohne weitere Symptome bedeutet nicht, dass Sie schon eine Hashimoto-Erkrankung haben.

In jedem Fall ist wichtig zu wissen, dass die körperlich-seelischen Beschwerden bei einer Hashimoto-Erkrankung, wenn sie denn vorliegen, nicht mit den Antikörperwerten korrelieren müssen. Das führt zu weiteren offenen Fragen: Welche Symptome und Beschwerden sind auf die Hashimoto zurückzuführen, wenn keine Unterfunktion vorliegt? Oder welche Beschwerden bleiben bestehen, selbst wenn die Unterfunktion durch die Einnahme von Schilddrüsenhormontabletten ausgeglichen wurde? Ist das die Hashimoto oder können die Beschwerden auch andere Ursachen haben? Und was ist mit denjenigen Betroffenen, bei denen die klinischen und/oder laborchemischen Zeichen einer Hashimoto spontan wieder verschwinden? Wie werden die erfasst?

EIN CHAMÄLEON AUCH UNTERM MIKROSKOP: Sogar in Fällen, in denen bei nachgewiesener Hashimoto die Schilddrüse operativ entfernt wurde, sind am Gewebe nicht immer eindeutige Zeichen der Erkrankung nachweisbar. Ansammlungen von Lymphzellen mit geringen TPO-Erhöhungen finden sich auch in Schilddrüsen ohne Hashimoto. Es kommt daher darauf an, wie ausgeprägt die Veränderungen sind.

Die Hashimoto-Erkrankung ist also nicht nur ein Chamäleon im Erscheinungsbild, sondern auch gerade deswegen in ihrer Häufigkeit wahrscheinlich mit einer nicht unbeträchtlichen Dunkelziffer behaftet.

Licht ins Dunkel bringen

Trotz ihrer über hundertjährigen Geschichte ist die Hashimoto-Erkrankung noch immer eine echte Herausforderung – für beide Seiten, die ärztliche und die der Betroffenen. Wenn typische Zeichen ausgeprägter Gewebeveränderungen im Ultraschall zu sehen sind und die TPO-Antikörper im Blut deutlich erhöht sind, ist die Diagnose eindeutig. Aber auch dann – erst recht, wenn diese Befunde nur in geringer Ausprägung vorliegen – kann es ungemein schwierig sein, die mit der Erkrankung verbundenen Beschwerden richtig einzuordnen und verlässlich zu unterscheiden, welche Symptome Folge der Erkrankung sind und welche andere Ursachen haben.

Wir wissen, dass die Erkrankung im Laufe der Zeit, wenn sie sich nicht spontan zurückbildet, zu einer Unterfunktion der Schilddrüse führt. Diese ist nicht nur gut messbar, sondern meist auch gut

WAS GEHÖRT ZU EINER HASHIMOTO-DIAGNOSE?

Erst die Kombination mehrerer Befunde sichert die Diagnose Hashimoto.

- Struma: Kann bei Hashimoto in unterschiedlichem Ausmaß vorkommen, das ist aber nicht immer der Fall. Die „hypertrophe Form", also die Vergrößerung der Schilddrüse, tritt häufiger zu Beginn der Erkrankung auf. Nach längerem Verlauf kommt es hingegen meist zur Schrumpfung der Schilddrüse („atrophe Form") infolge der fortschreitenden Zerstörung des Schilddrüsengewebes.

- Schilddrüsenfunktion: Die Ermittlung der für die Schilddrüse relevanten Blutwerte ist Standard, wenn Hashimoto-Verdacht besteht. Dabei gilt: Erhöhtes TSH ist ein erster Hinweis auf eine Unterfunktion. Auch das freie, nicht eiweißgebundene Hormon T4 (FT4) wird ermittelt: Liegt FT4 im Normbereich, ist die Unterfunktion latent, ist es zu niedrig, ist die Unterfunktion manifest. Hashimoto ist zwar die häufigste Ursache einer Unterfunktion., allerdings tritt diese erst später im Verlauf der Erkrankung auf. Daher verraten die Blutwerte nicht alles: Auch bei normalen Hormonwerten kann man also an Hashimoto erkrankt sein.

- Ultraschall: Auch eine Ultraschalluntersuchung wird üblicherweise durchgeführt und kann wichtige Hinweise geben. Diffuse oder umschrieben begrenzte Minderung der Schalldichte („Echoarmut") ist nicht selten ein erstes Zeichen einer Hashimoto. Nicht immer spiegelt sich dieser Befund aber in den Antikörperwerten wider. Auch hier gilt also: Diese Untersuchung allein gibt noch keine Gewissheit. Bei längerem Verlauf können auch im Ultraschall erkennbare Knoten auftreten, die als Folge umschriebener Bindegewebsvermehrungen nach Untergang der Schilddrüsenzellen entstehen (Pseudoknoten).

- Antikörper TPO: Die TPO(Thyreoperoxidase)-Antikörper sind bei über 90 Prozent der Hashimoto-Erkrankten erhöht. Daher ist es wichtig, diesen Wert zu ermitteln. Die Antikörperhöhe entspricht zwar annähernd der Immunaktivität, korreliert jedoch nicht immer mit den Symptomen und Beschwerden oder dem Ultraschall. Die Antikörper gegen Thyreoglobulin (Vorstufe der in der Schilddrüse gebildeten Hormone; TG-AK-Wert) sind bei Hashimoto nur in etwa der Hälfte der Fälle erhöht.

- Feinnadelpunktion (FNP): Eine FNP ist nicht immer nötig, kann aber in manchen Fällen zur Differentialdiagnose der Thyreoiditis hilfreich sein. Wichtig ist sie zudem bei Krebsverdacht. Mehr dazu lesen Sie auf Seite 70.

behandelbar. Was wir jedoch kaum wissen, ist, welche Auswirkungen die Fehlsteuerung des Immunsystems in der Schilddrüse auf den übrigen Körper hat: auf den Kopf mit seinen Emotionen und Stimmungen, das Magen-Darm-System, die Haut, die Leber und andere Organe. Ist die Hashimoto-Erkrankung möglicherweise mehr als nur eine auf die Schilddrüse begrenzte Immunstörung?

Die Wissenslücken benötigen intensive medizinische Forschung, die nicht nur die molekularen Grundlagen der Störung zum Ziel hat, sondern die Betroffenen mit ihren sehr unterschiedlichen Beschwerden von Beginn an einschließt. Damit Betroffene es leichter haben, sich verständlich zu machen, und es Ärztinnen und Ärzten leichter fällt, die Auswirkungen der Erkrankung zu erkennen. Wichtig ist, nicht nur die Schilddrüsenfunktion im Blick zu haben, sondern auch das, was viel schwieriger zu erkennen und zu behandeln ist: die immunbedingten Auswirkungen auf die „Peripherie" des Körpers.

Die Ursache oder Ursachen einer Hashimoto sind nach wie vor nicht in allen Einzelheiten geklärt. Stress kann die Erkrankung auslösen und den Verlauf verstärken. Ob Stress aber auch die alleinige Ursache sein kann, ist noch nicht gesichert. Auch das Rauchen, ein gesicherter Risikofaktor beim Morbus Basedow, konnte nicht als auslösender oder verstärkender Faktor belegt werden. Ähnliches gilt für das Spurenelement Selen, mehr dazu auf Seite 158. Bislang wenig untersucht wurde die Frage, ob Cannabis die Anfälligkeit für Hashimoto erhöht. Es ist bekannt, dass Cannabis das Immunsystem beeinflusst. Die wenigen dazu durchgeführten Studien haben aber bezüglich Hashimoto keinen Effekt von Cannabis ergeben.

ES MUSS NICHT IMMER HASHIMOTO SEIN: Andere entzündliche Erkrankungen der Schilddrüse, Oberbegriff „Thyreoiditis", müssen im Zweifelsfall differenzialdiagnostisch ausgeschlossen werden. Auch Medikamente können eine Thyreoiditis auslösen, darunter Medikamente, die das Immunsystem beeinflussen oder Jod enthalten, wie Amiodaron, jodhaltige Kontrastmittel, sowie Lithium, Antibiotika und verschiedene Krebsmedikamente.

Haben Sie die Diagnose Hashimoto bereits? Oder haben Sie selbst eine Hashimoto-Erkrankung bei sich vermutet, Ihre Ärztin oder Ihr Arzt kommt aber zu einem anderen Schluss? Um zu reflektieren, ob damit auch für Sie alles klar ist, kann Ihnen der Fragebogen am Ende des Kapitels (Seite 73) helfen.

Morbus Basedow: Nicht immer ein klarer Fall

Auch Morbus Basedow ist eine chronisch-entzündliche Autoimmunerkrankung der Schilddrüse. Wie wird die Diagnose gestellt?

In Deutschland ist der Morbus Basedow neben der Schilddrüsenautonomie die häufigste Ursache der Schilddrüsenüberfunktion. Sie trifft etwa zwei Prozent der Frauen, Männer bis zu zehnmal seltener. Vorrangig sind Menschen zwischen 20 und 50 Jahren betroffen.

Im Vergleich zu Hashimoto ist Basedow einfacher zu diagnostizieren, da in der Hälfte der Fälle sichtbare Augensymptome vorhanden sind. Vor allem aber ist der Basedow nahezu immer bereits von Beginn an mit den typischen Symptomen der Überfunktion auffällig.

Die charakteristischen Augensymptome, die etwa die Hälfte der Patientinnen und Patienten mit Morbus Basedow schon zu Beginn der Erkrankung haben, sind meist beidseitig, betreffen beide Augen, aber oft sind sie nicht symmetrisch. Nicht selten kommt es erst nach einigen Wochen oder Monaten zum typischen Hervortreten der Augen, was als „Exophthalmus" bezeichnet wird, zu einem starren Blick, Lidschwellungen und Reizungen der Augenbindehäute.

Die Beschwerden und Symptome der Überfunktion stehen daher zumindest anfangs meist ganz im Vordergrund. Auffällig ist oft, jedoch nicht immer, eine meist beidseits symmetrische Schilddrüsenvergrößerung (Struma, Kropf). Wenn man die Hand auf die Schilddrüsenregion auflegt, ist ein vibrierendes Schwirren zu fühlen, das Folge der stark gesteigerten Schilddrüsendurchblutung ist. Beim Abhören mit dem Stethoskop klingt das wie ein Maschinengeräusch.

Das liest sich nun so, als wäre diese Erkrankung „ein klarer Fall". Meistens ist das tatsächlich so – aber leider nicht immer. Vor allem ältere Menschen haben oft subtilere Überfunktionssymptome als jüngere: Schwäche, Müdigkeit, und vor allem Störungen der Herzfunktion, Rhythmusunregelmäßigkeiten, Vorhofflimmern, eine verminderte Herzleistung. Gerade bei älteren Menschen mit Herzsymptomen sollte immer auch an eine Schilddrüsenüberfunktion, einen Morbus Basedow, gedacht werden. Das gilt auch dann, wenn beispielsweise keine der typischen Augensymptome zu sehen sind.

Wichtig ist außerdem, dass bei Basedow-Erkrankten auch andere Autoimmunerkrankungen vorkommen können, wie beispielsweise eine rheumatoide Arthritis (Rheuma), und verschiedene Autoimmunerkrankungen der Haut und Gefäße, des Magens, der Nebennieren, Typ-1-Diabetes, und andere.

„Ich erkenne mich nicht wieder!"

So viel zu dem, was der Arzt oder die Ärztin untersucht, um die Erkrankung zu erkennen. Doch was bedeutet ein Morbus Basedow für die Betroffenen? Wie fühlt sich diese Erkrankung an?

Solange die Krankheit nicht behandelt wird, sind die damit verbundenen Beschwerden meist sehr belastend. Bereits die Augensymptome sind oft schmerzhaft. Wenn die Beweglichkeit auch der Augenmuskeln eingeschränkt ist, ist auch die Rundumsicht behindert. Das Hervortreten der Augen ist zudem natürlich nicht nur für den Arzt, sondern auch für die Mitmenschen sichtbar, was vielen Betroffenen sehr zu schaffen macht. Dazu kommt die Überfunktion: Das ganze innere Gleichgewicht gerät durch die Hormonüberproduktion durcheinander und außer Kontrolle. Das hat zahlreiche Folgen, etwa ungewohnte Nervosität, Schreckhaftigkeit, leichte Erregbarkeit, Stimmungsschwankungen und Schlaflosigkeit, aber auch Müdigkeit, Abgeschlagenheit und Leistungsschwäche. Auf körperlicher Ebene fallen ein beschleunigter Herzschlag auf, was viele als sehr beängstigend empfinden, außerdem Händezittern, Hitzeunverträglichkeit und Schwitzen trotz normaler Temperaturen, Gewichtsabnahme trotz einen gesteigerten Appetits, häufigerer Stuhlgang, Muskelschwäche, warme und feuchte Haut und Brüchigkeit der Nägel. Dass all das in erheblichem Maße das Empfinden beeinträchtigt, liegt auf der Hand. Daher gleich die gute Nachricht: Die meisten Symptome verschwinden nach erfolgreicher Behandlung.

Allerdings ist auch bei der Basedow-Erkrankung wie bei der Hashimoto-Thyreoiditis noch nicht vollständig geklärt, welche Beschwerden und Symptome nicht nur Folge der Überfunktion sind, sondern auch Folge des gestörten Immunsystems.

Warum gerade die Augen?

Vielleicht wundern Sie sich schon die ganze Zeit beim Lesen über die Augensymptome, weil Sie hier den Zusammenhang zur Schilddrüse nicht direkt erkennen können. Wenn Sie selbst von diesen Augensymptomen betroffen sind, waren Sie vielleicht zunächst überrascht, dass Ihr Haus- oder Augenarzt Sie damit ausgerechnet zu einer Schilddrüsenspezialistin geschickt hat. Was haben denn die Augen mit der Schilddrüse zu tun?

Die Antwort mag ebenfalls überraschen: eigentlich gar nichts. Das Hervortreten der Augen ist die Folge einer Immunstörung. Auch wenn Morbus Basedow gemeinhin als eine Schilddrüsenerkrankung gilt, handelt es sich eigentlich um eine Autoimmunerkrankung, die wahrscheinlich nicht nur die Schilddrüse betrifft.

NOCH EIN ÜBERRASCHENDES SYMPTOM: Auch die sogenannte Dermatopathie, eine Schwellung der Haut und der Unterhaut über dem Unterschenkelschienbein, wird auf die Störung des Immunsystems zurückgeführt. Sie ist bei bis zu fünf Prozent der Basedow-Patientinnen und -Patienten zu sehen.

Die Forschung geht davon aus, dass auch in anderen Organen beziehungsweise Geweben Immunreaktionen – ähnlich derjenigen in der Schilddrüse – ablaufen. Das betrifft soweit bekannt in erster Linie die Augenveränderungen beim Basedow. Die hier stattfindende Immunreaktion spielt sich nicht im Augapfel selbst, sondern im hinter dem Augapfel liegenden Fettbindegewebe ab. Das Hervortreten der Augen ist lediglich die Folge davon. Wenn auch die Augenmuskeln betroffen sind, kommt es zu dem typischen starren Blick.

Welche Risikofaktoren gibt es?

Die Frage nach dem „Warum gerade ich?" begleitet wohl die meisten Menschen mit einer ernsthaften Erkrankung. Sie ahnen es vielleicht schon, auch beim Morbus Basedow gibt es darauf leider keine eindeutige Antwort. Folgende Risikofaktoren sind jedoch bekannt, Ihr Arzt oder Ihre Ärztin wird Sie daher vermutlich auch nach diesen Themen fragen:

1 STRESS: Haben Sie großen Stress gehabt? Schon seit Entdeckung der Basedowkrankheit vor über 150 Jahren wurde immer wieder beobachtet, dass die Erkrankung nach großen seelischen Erschütterungen auftrat, zum Beispiel nach Fehl- und Totgeburten oder dem Verlust eines nahestehenden Menschen. Stress – weniger der übliche Alltagsstress, sondern eher außergewöhnliche Stresssituationen – spielt also vermutlich eine wichtige Rolle. Trotzdem bleibt unklar, warum es gerade die Schilddrüse ist, die dann „verrücktspielt" und quasi mit einem Angriff auf sich selbst reagiert.

2 GENE: Gibt es in Ihrer Familie gehäuft Autoimmunerkrankungen der Schilddrüse? Es ist einigermaßen gesichert, dass eine genetische Disposition zur Entstehung von Autoimmunerkrankungen der Schilddrüse, des Basedows wie der Hashimoto, beiträgt.

3 RAUCHEN: Rauchen Sie? Durch zahlreiche Studien ist übereinstimmend gesichert, dass – anders als bei der Hashimoto – beim Basedow das Rauchen ein signifikanter Risikofaktor ist, vielleicht nicht unbedingt für die Entstehung, wohl aber für den Verlauf der Erkrankung. Raucherinnen und Rauchern mit Morbus Basedow wird daher dringend geraten, mit dem Rauchen aufzuhören. Mehr zum Thema Rauchen in Kapitel 7.

Von der Diagnose zur Prognose

Auch wenn die Diagnose Basedow feststeht, werden vermutlich weitere Untersuchungen folgen. Denn gerade wenn es um die Frage geht, welche Therapie für Sie persönlich die richtige ist, ist es nicht nur wichtig zu wissen, dass Sie einen Morbus Basedow haben, sondern auch, wie ausgeprägt die Erkrankung ist. Dadurch lässt sich oft schon zu Beginn eine Prognose abschätzen. Sie möchten schließlich wissen, wie es weitergeht und ob möglicherweise auch eine spontane Heilung möglich ist.

Neben der bereits beschriebenen Werte zur Schilddrüsenfunktion spielt hier unter anderem auch die Ermittlung der Antikörper gegen den TSH-Rezeptor (TRAK) eine wichtige Rolle. Die TRAK verdrängen an der Zelloberfläche das TSH an seinem Rezeptor und bewirken dann in den Zellen, genau wie TSH, eine Steigerung der Hormonproduktion. Wichtig bei Kinderwunsch: TRAK passieren bei

Schwangeren auch die Plazenta und können beim Fetus zu einer Überfunktion führen. TRAK sind spezifisch für den Morbus Basedow und bei 80 bis 90 Prozent der Erkrankten nachweisbar. Die Antikörperwerte werden im TRAK-Test bestimmt. Ihre Höhe zeigt die Aktivität des Immunprozesses an und ist wichtig, um den Verlauf der Erkrankung zu prognostizieren. Dabei gilt: Je höher die TRAK-Werte, desto geringer die Chance einer Spontanheilung.

Um Sicherheit in der Diagnose zu bekommen und die Prognose abschätzen zu können, müssen – wie bei der Hashimoto – mehrere Befunde herangezogen werden. Ein einzelner Blutwert reicht nicht aus. Auch Ihr Befinden und die Schilddrüsengröße können wichtige Hinweise auf die Aktivität und Intensität der Immunstörung geben. Der Fragebogen auf Seite 73 hilft Ihnen dabei, sich Klarheit über Ihre Diagnose zu verschaffen und sich auf Arztgespräche vorzubereiten.

Was wir über Autoimmunerkrankungen wissen

Hashimoto und Basedow sind zwei Seiten einer Medaille. Beiden Erkrankungen liegt eine Störung des Immunsystems zugrunde.

Morbus Basedow und Hashimoto-Thyreoiditis verbindet, dass infolge eines fehlgeleiteten Immunsystems Antikörper gegen die eigenen Schilddrüsenzellen gebildet werden. Da die Antikörper gegen die körpereigenen Schilddrüsenzellen gerichtet sind, werden sie Autoantikörper genannt (griech. auto, „selbst"). Damit zählen diese beiden Erkrankungen zu den Autoimmunerkrankungen. Davon gibt es viele, die ganz unterschiedliche Organe betreffen und sich entsprechend unterschiedlich äußern. Weitere Autoimmunerkrankungen sind etwa Multiple Sklerose, rheumatoide Arthritis, Diabetes Typ 1.

Die beiden Autoimmunerkrankungen der Schilddrüse sind in gewisser Weise zwei Seiten einer Medaille. In beiden Fällen wirkt sich die Immunstörung auf die Schilddrüse aus, aber mit einem ganz entscheidenden Unterschied: Die beim Morbus Basedow gebildeten Antikörper stimulieren wie TSH das Steuerungshormon der Hypophyse, die Schilddrüsenzellen, es kommt zum Wachstum der Zellen, zur Struma und zur Überfunktion. Bei der Hashimoto-Thyreoiditis werden dagegen Antikörper gebildet, die die Schilddrüsenzellen zerstören, sodass es bei längerer Dauer zur Unterfunktion kommt. Die Schilddrüse vergrößert sich dabei nicht oder nur vorübergehend.

In seltenen Fällen kommt es auch bei der Hashimoto-Erkrankung zur Überfunktion, allerdings nur vorübergehend. Die Überfunktion entsteht, weil durch die Zerstörung besonders vieler Schilddrüsenzellen auf einmal zu viele Schilddrüsenhormone freigesetzt werden. In den meisten Fällen liegt aber entweder die eine oder die andere Form der Autoimmunerkrankung vor. Nur selten gibt es Überschneidungen, Mischbilder, wo klinische und laborchemische Befunde beider Erkrankungen in unterschiedlicher Ausprägung vorhanden sind.

Nicht nur die Schilddrüse ist betroffen

Unbestritten ist, dass es bei Hashimoto und Basedow in der Schilddrüse zu einer immunologischen Fehlsteuerung der antikörperbildenden Lymphzellen kommt. Im Fall der Hashimoto führen die Antikörper zur Zerstörung der Schilddrüsenzellen, im Fall des Basedows zur Stimulation. Die Folge sind jeweils gegensätzliche Funktionsstörungen im Stoffwechsel der Schilddrüsenhormone. Die Hypophyse mit ihrem Steuerungshormon TSH ist dagegen machtlos. TSH kann lediglich anzeigen, ob eine Unter- oder Überfunktion vorliegt, mehr nicht. Labortechnisch gesehen können beide Erkrankungen, von den Beschwerden und Symptomen abgesehen, daher nur an ihren fehlproduzierten Antikörpern erkannt werden.

Ebenso unbestritten ist allerdings auch, dass beide Autoimmunerkrankungen nicht nur Befunde und Symptome ihrer jeweiligen Schilddrüsenfunktionsstörung aufweisen. Das macht die Sache sowohl für Betroffene als auch für Ärzte, bisweilen selbst für Experten, nicht leicht. Gerade Patientinnen und Patienten mit Hashimoto haben oft jahrelange Beschwerden, bis es durch die Diagnose Unterfunktion, ein Spätsymptom, dazu kommt, dass die Erkrankung diagnostiziert wird. Beim Basedow ist die Lage etwas günstiger, da hier die Überfunktion mit all ihren Symptomen und auch die Augensymptome meist sehr schnell zur Diagnose führen.

Aber was ist mit den Beschwerden, die bei diesen Erkrankungen auftreten, aber nicht in Zusammenhang mit den Funktionsstörungen stehen? Ein typisches Beispiel hierfür sind die Augensymptome bei Basedow. Diese sind bekannt und werden oft schnell richtig gedeutet. Es gibt aber noch andere, oft viel diffusere Symptome, bei denen der Zusammenhang zur Immunstörung weniger klar ist. Interessant ist auch, welche Rolle die Gene spielen, nicht nur bei der Entstehung der Krankheit, sondern auch bei ihren Auswirkungen.

Je weniger uns gut durchgeführte Studien zu diesen Fragen Antworten geben, desto mehr Spekulationen erwachsen. Während der COVID-19-Pandemie haben wir schließlich alle gelernt: Es gibt große Unterschiede bei der Art und Intensität der Reaktion des individuellen Immunsystems. Können Viruserkrankungen wie COVID-19 vielleicht sogar Autoimmunerkrankungen auslösen? Welche Rolle spielen Vorerkrankungen, welche individuelle Vorprägung hat das Immunsystem erfahren?

COVID-19 UND DIE SCHILDDRÜSE: Es gibt erste Anzeichen, dass nach einer COVID-19-Erkrankung oder -Impfung Autoimmunerkrankungen der Schilddrüse auftreten können. Die derzeitige Forschungslage ist noch sehr spärlich. Es lässt sich aber vermuten, dass die Coronaviren das Immunsystem der Schilddrüse aktivieren und dadurch eine Autoimmunerkrankung auslösen können.

All das soll Sie nun, falls bei Ihnen Basedow oder Hashimoto diagnostiziert wurde, nicht weiter verunsichern. Grundsätzlich sind beide Krankheiten verbreitet und daher bekannt, beide Erkrankungen lassen sich gut behandeln. Dennoch ist es auch für Betroffene wichtig zu wissen, dass viele Wissenslücken rund um die Autoimmunerkrankungen der Schilddrüse bestehen. Denn dies bedeutet in der Praxis, dass jede körperliche und seelische Befindlichkeitsstörung ernst genommen werden sollte, auch wenn ein Zusammenhang mit der Schilddrüsenerkrankung (noch) nicht erkennbar ist. Teilen Sie daher alles, was Ihnen zu schaffen macht oder vielleicht einfach nur ungewöhnlich vorkommt, Ihrem Arzt oder Ihrer Ärztin mit.

Was wird bei Knoten untersucht?

Die meisten Knoten sind harmlos. Darüber Gewissheit zu erlangen, ist jedoch gar nicht so einfach.

Die Prävalenz, das heißt, die Anzahl der Menschen in der Bevölkerung, die Schilddrüsenknoten haben, beträgt in Deutschland mit regionalen Unterschieden bis zu 20 Prozent. Doch trotz dieser hohen Anzahl an „Knotenträgern" erkranken nach Angaben des Robert Koch-Instituts nur etwa 6 000 Menschen jährlich an Schilddrüsenkrebs. Das klingt erst mal beruhigend und ist es durchaus auch. Zum Vergleich: Viel häufiger ist Brustkrebs mit etwa 70 000 Erkrankten pro Jahr oder Darmkrebs mit etwa 60 000 Erkrankten jährlich.

Aber was bedeuten Statistiken für den Einzelnen, wenn ein Schilddrüsenknoten festgestellt wird? Wenig, besser gesagt: gar nichts. Denn jeder möchte wissen: Ist mein Knoten bösartig oder nicht? Da glücklicherweise nur die wenigsten Knoten bösartig sind, sollte nicht gleich mit Kanonen auf Spatzen geschossen werden. Individualisierung der Medizin setzt voraus, das für Sie relevante Risiko herauszufinden. Schritt für Schritt. Dazu haben sich der Reihe nach sechs Untersuchungsschritte bewährt.

Schritt 1: Die Anamnese

Nach der Entdeckung des Knotens wird Ihre Ärztin oder Ihr Arzt zunächst einmal mit Ihnen sprechen und Ihnen Fragen stellen. Bei Schilddrüsenknoten sind beispielsweise Bestrahlungen der Kopf-Hals-Region im Kindes- und Jugendalter relevant, da diese ein anerkannter Risikofaktor für das spätere Auftreten von Schilddrüsenkrebs sind. Sie werden auch nach Schilddrüsenerkrankungen in Ihrer Familie gefragt werden. Denn auch das vermehrte Auftreten von

DEN KNOTEN AUF DER SPUR

Harmlos, störend oder gefährlich?
Diese Untersuchungen helfen einzuschätzen,
ob Knoten behandelt werden sollten.

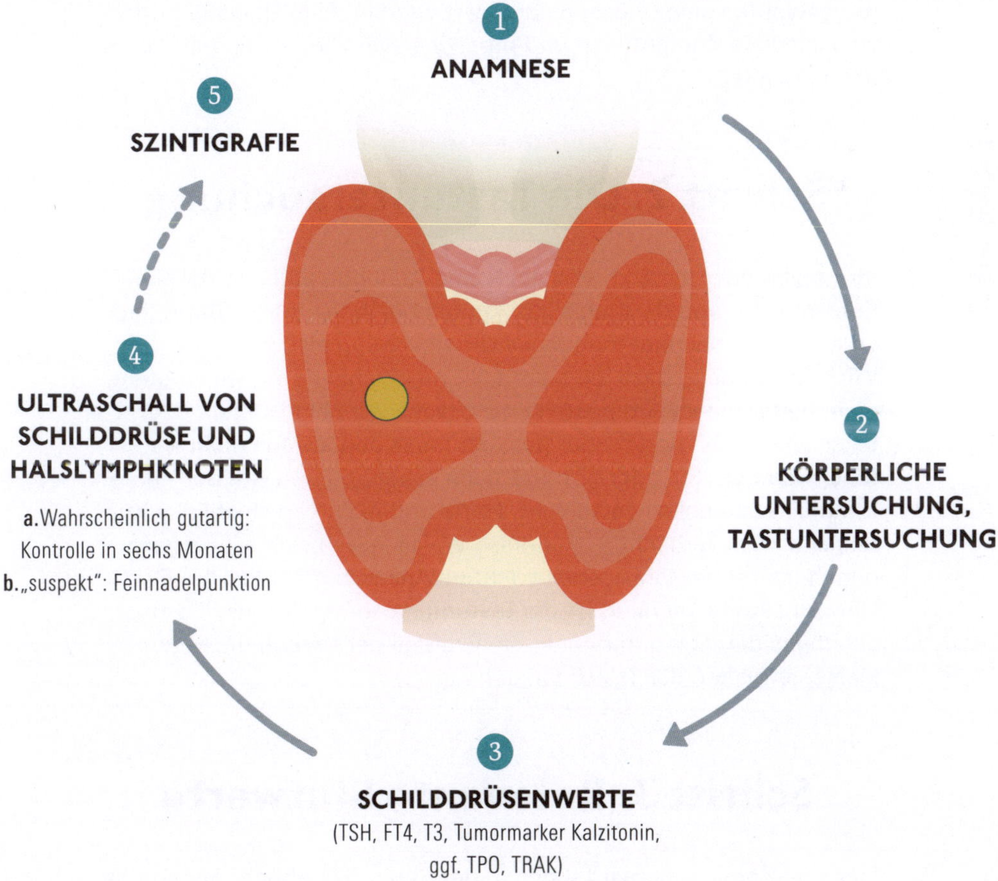

Schilddrüsenkrebs bei blutsverwandten Angehörigen kann ein erhöhtes Krebsrisiko bedeuten.

Zur Anamnese gehört außerdem eine genauere Beschäftigung mit Ihren Beschwerden. Beschwerden im Halsbereich, zum Beispiel Druckempfindlichkeit oder das Gefühl der Schluckbehinderung, kommen bei Knoten oft vor. Sie sind zunächst kein Bösartigkeitszeichen. Etwas besorgniserregender ist neu aufgetretene Heiserkeit in Verbindung mit einem Knoten, wenn diese nicht in Zusammenhang mit einer Kehlkopferkrankung steht. In diesem Fall ist eine zeitnahe Abklärung erforderlich. Auch Knoten, die in kurzer Zeit deutlich größer geworden sind, müssen abgeklärt werden. Eine Übersicht über verschiedene Knotentypen und mögliche Warnsignale finden Sie im ersten Kapitel.

Schritt 2: Die Tastuntersuchung

Ihre Ärztin oder Ihr Arzt wird auch eine Tastuntersuchung der Schilddrüsenregion und der Halslymphknoten bei Ihnen durchführen, fachsprachlich bezeichnet man diese Untersuchung als „Palpation". Wichtig ist dabei, dass die oder der Untersuchende vor Ihnen steht, nicht hinter Ihnen. Am besten ist es, wenn Sie beide stehen oder beide sitzen. Die Ärztin oder der Arzt muss den Knoten nicht nur fühlen können. Sie oder er muss auch sehen, ob und wie der Knoten sich beim Schlucken verschiebt. Harte und nicht verschiebliche Knoten sind krebsverdächtig. Auf diese Weise lassen sich schon ganz ohne technische Geräte erste wichtige Anzeichen entdecken. Der Ultraschalluntersuchung ist die Tastuntersuchung der Schilddrüse allerdings deutlich unterlegen. Ein Großteil der Knoten, nicht nur kleine, entgehen der Tastuntersuchung.

Schritt 3: Relevante Blutwerte

Liegt ein Knoten vor, wird Ihnen in der Regel Blut abgenommen, um die bereits auf Seite 50 beschriebenen Werte der Schilddrüsenhormone zu ermitteln. Diese Werte lassen erkennen, ob eine latente oder manifeste Über- oder Unterfunktion vorliegt. Bei Knoten kann es vorkommen, dass Ihr TSH-Wert zu niedrig ist. Sie haben also eine

Überfunktion. Das ist an sich natürlich unerfreulich – über die Symptome einer Überfunktion haben Sie bereits einiges erfahren. Mit Blick auf das Krebsrisiko hat es aber auch etwas Gutes, denn Knoten mit einem erniedrigten TSH sind extrem selten bösartig. Vor Schilddrüsenkrebs müssen Sie dann also (fast) keine Angst mehr haben. Möglicherweise liegt aber eine Autonomie vor, die behandelt werden sollte. Mehr dazu lesen Sie auf Seite 87.

Bei anamnestischen Hinweisen oder Verdacht auf eine Autoimmunerkrankung (Hashimoto oder Basedow) sollten auch die Antikörper gegen TPO und der TRAK-Wert bestimmt werden (mehr dazu auf den Seiten 52 und 60).

Des Weiteren wird in Deutschland empfohlen, auch den Tumormarker Kalzitonin zu bestimmen. Kalzitonin ist Marker für das seltene medulläre Schilddrüsenkarzinom. Wegen der besonderen Art der Behandlung dieses Tumors und der Häufigkeit früh auftretender Absiedlungen ist eine Früherkennung durch Bestimmung des Kalzitonins sehr wichtig (siehe Seite 146).

Schritt 4: Der Ultraschall

Die meisten Haus- und Allgemeinärztinnen und -ärzte verfügen heute über hochauflösende Ultraschallgeräte und entsprechende Kenntnisse, sodass die Ultraschalluntersuchung oft bereits in der Hausarztpraxis vorgenommen werden kann. Die Untersuchung ist einfach durchzuführen und nicht belastend. Sie kann beliebig oft wiederholt werden. Risiken sind damit nicht verbunden.

WARUM KEIN CT? Die Ultraschalluntersuchung ist bei der Abklärung von Schilddrüsenknoten aussagekräftiger als die Computertomografie. Diese ist nur dann wichtig, wenn im Ultraschall ein Tumor festgestellt wird, der über die Schilddrüse hinausgeht.

Der Ultraschall gehört zu jeder Basisuntersuchung der Schilddrüse. Sie sollte auch die Halslymphknoten umfassen. Schilddrüsenkrebs kann manchmal nur wenige Millimeter groß sein und dennoch schon zu Absiedlungen in den Lymphknoten geführt haben. Das ist nur an den im Ultraschall auffälligen Lymphknoten zu erkennen. Mit dem Ultraschall ist die Schilddrüsengröße seitengetrennt bestimmbar, das knotenfreie Gewebe kann beurteilt werden und weitere Knoten können nach Lage und Größe erkannt werden. Hauptziel der Untersuchung ist, zu beurteilen, ob der Knoten Veränderungen aufweist, die eher für oder gegen Bösartigkeit sprechen. Dabei gibt es zwei mögliche Ergebnisse:

1 **KNOTEN WAHRSCHEINLICH GUTARTIG:** Das bedeutet, das Krebsrisiko ist niedriger als zehn Prozent. Im Ultraschall sehen diese Knoten eher zystisch und schwammartig aus, sie weisen eine erhöhte Schalldichte auf. Weitere Anzeichen sind Makroverkalkung (starke Kalkablagerungen) und allseitige Kapselbegrenzung (der Knoten erscheint klar begrenzt).

2 **KNOTEN „SUSPEKT“:** Das bedeutet, das Krebsrisiko ist höher als zehn Prozent. Solche Knoten sind oft länger als breit, sie weisen eine verminderte Schalldichte auf. Weitere Anzeichen sind Mikrokalzifikationen (kleine Kalkablagerungen) sowie eine unregelmäßige Begrenzung des Knotens oder Wachstum über die Knotenkapsel hinaus.

Bei Ultraschallbefunden, die für Bösartigkeit sprechen, sollte eine Ultraschall-geführte Feinnadelpunktion angeschlossen werden (mehr dazu auf Seite 70). In Zweifelsfällen, also dann, wenn der Ultraschallbefund bei der ersten Untersuchung nicht eindeutig für Gutartigkeit spricht, sollte die Untersuchung nach etwa sechs Monaten wiederholt werden.

Bei unauffälligem Ultraschall und normaler (fachsprachlich euthyreoter) Stoffwechsellage sind weiterführende Untersuchungen, Szintigrafie oder Punktion, in der Regel nicht erforderlich. Viele Patientinnen und Patienten dürfen an diesem Punkt also erleichtert aufatmen.

Schritt 5: Die Szintigrafie

In einigen Fällen wird im Anschluss an die Ultraschalluntersuchung noch eine sogenannte Szintigrafie durchgeführt. Diese Untersuchung dient vor allem dazu, herauszufinden, ob es sich um einen „kalten“, „warmen“ oder „heißen“ Knoten handelt. Während die Ultraschalluntersuchung oft in der Hausarztpraxis durchgeführt werden kann, werden Sie für die Szintigrafie vermutlich an eine Praxis für Nuklearmedizin oder eine andere spezialisierte Praxis oder Einrichtung überwiesen. Dort wird Ihnen ein „Tracer" gespritzt, eine radioaktive Substanz, die quasi die Jodaufnahme der Schilddrüse simulieren soll. Der Tracer reichert sich innerhalb kurzer Zeit in der Schilddrüse an, was dann mithilfe einer sogenannten Gammakamera sichtbar gemacht werden kann.

Üblicherweise wird Technetium als Tracer verwendet. Es handelt sich dabei um ein Radioisotop, das wie Jod in die Schilddrüse aufgenommen, aber nicht in die Hormone eingebaut wird. Es ist auch möglich, Radiojod zu nutzen, dies ist jedoch mit einer deutlich höheren Strahlenbelastung verbunden. Es wird daher nur bei besonderen Fragestellungen eingesetzt, in der Schwangerschaft kommt eine derartige Untersuchung nicht infrage.

Was kann man bei einer Szintigrafie nun erkennen? Es kann sein, dass der Knoten, der untersucht werden soll, den Tracer, also meist das Technetium, nicht aufnimmt. Er wird dann als „kalter" Knoten bezeichnet. Kalte Knoten produzieren keine Schilddrüsenhormone. Warme oder heiße Knoten bilden dagegen „autonom", das heißt, nicht durch TSH gesteuert, Schilddrüsenhormone, was dazu führt, dass zu viele Schilddrüsenhormone ins Blut gelangen können. Diese Knoten erkennt man daran, dass sich das Technetium dort stark anreichert.

Je nachdem, wie stark die Hormonüberproduktion eines solchen Knotens ist, kommt es zu einer latenten oder manifesten Überfunktion. Wie diese behandelt wird, erfahren Sie ab Seite 96. Wie bereits erwähnt, ist das im Hinblick auf das Krebsrisiko eine gute Nachricht: Schilddrüsenkarzinome sind nahezu immer „kalt", fast nie „warm" oder „heiß".

Umgekehrt bedeutet das: Das Risiko für Schilddrüsenkrebs ist bei kalten Knoten höher. Allerdings sind auch 95 Prozent der kalten Knoten gutartig, weshalb Sie der Befund eines kalten Knoten nicht allzu sehr beunruhigen sollte. Im besten Fall handelt es sich einfach um einen Knoten, der weder bösartig ist noch unreguliert Hormone produziert, also völlig harmlos ist.

Eine etwas bessere Aussagekraft als die Technetium-Szintigrafie hat die sogenannte MIBI-Szintigrafie (MIBI für Technetium Methoxy-Isobutyl-Isonitril). Allerdings kann auch hierdurch ein Karzinom nicht hinreichend sicher nachgewiesen und vor allem nicht sicher ausgeschlossen werden. Dafür ist eine andere Untersuchungsmethode, die sogenannte Punktion, wesentlich besser geeignet (siehe Seite 70).

Die Feinnadelpunktion (FNP)

Die Punktion (auch Biopsie genannt), hat dadurch, dass Zellen und Zellgruppen direkt aus dem Knoten gewonnen werden, die größte Aussagekraft hinsichtlich des individuellen Bösartigkeitsrisikos. Für die Punktion müssen Sie sich hinlegen. Es werden dann Zellen des Knotens, der untersucht werden soll, entnommen.

Sie erhalten eine örtliche Betäubung, die Punktion ist daher kaum schmerzhaft. Örtliche Komplikationen sind äußerst selten. Bei Menschen mit Blutungsrisiko sollte eine Punktion allerdings nur in besonderen Fällen und unter Schutzmaßnahmen (kontrollierter Beobachtung) vorgenommen werden.

Damit die Aussagekraft der Punktion verlässlich ist, müssen sowohl der Arzt, der die Punktion vornimmt, als auch der Zytologe, der die Zelluntersuchung macht, entsprechende Kenntnisse und Erfahrungen haben. Bei nicht aussagekräftigen Punktaten (Zellentnahmen) sollte die Untersuchung wiederholt werden, wenn davon die weitere Behandlung abhängt.

KEIN STREUUNGSRISIKO: Vielleicht haben Sie gehört, dass eine Punktion bewirken könne, dass sich Tumorzellen im Körper verbreiten. Lassen Sie sich davon nicht beunruhigen. Dieses Gerücht kursiert seit Langem, ist mittlerweile aber klar widerlegt. Durch zahlreiche Studien ist gesichert, dass es durch die Punktion nicht zu einer Streuung von Zellen kommt.

Doch auch wenn die Punktion korrekt durchgeführt wird, muss klar sein: Die Feinnadelpunktion ist zwar aussagekräftig, hat aber auch ihre Grenzen. Mit der Punktionsnadel wird nur das Knoteninnere, nicht jedoch die Knotenkapsel, punktiert. An der Knotenkapsel entscheidet sich jedoch bei manchen Tumoren erst, ob Bösartigkeit besteht oder nicht. Eine hundertprozentige sichere Unterscheidung zwischen „guten" und „bösen" Knoten liefert daher leider selbst die FNP nicht.

Die eindeutige Diagnose, ob Krebs vorliegt oder nicht, kann nur am Gewebeschnitt, das heißt, durch operative Entfernung des Knotens, gestellt werden. Mehr zu einer solchen Operation erfahren Sie im sechsten Kapitel.

Molekulare Marker können helfen

Nach der Bethesda-Klassifikation, einer weltweit genutzten Klassifikation zur Einschätzung der Bösartigkeitswahrscheinlichkeit, gibt es sechs Risikogruppen: In den ersten beiden Gruppen ist das Krebsrisiko am niedrigsten (kleiner 20 Prozent), in den letzten beiden am höchsten (67 bis 100 Prozent). Bei den mittleren beiden Gruppen 3 und 4 (Krebsrisiko zwischen 13 und 34 Prozent) ist die Unsicherheit, ob und was man nun unternehmen soll, am größten.

Um die Genauigkeit der Krebsvorhersage in diesen beiden Gruppen zu erhöhen, gibt es mittlerweile bestimmte, sogenannte molekulare Marker, die gehäuft bei Schilddrüsenkrebs vorkommen. Wenn die weitere Entscheidung zum Beispiel bezüglich einer Operation von dem Punktionsergebnis abhängt, sollten Sie daher fragen, ob diese Zusatzuntersuchung gemacht werden kann.

Nichts überstürzen

Ärztliche Untersuchungen sind für viele Menschen belastend. Immer kommen Fragen auf: „Was erwartet mich?" „Wie soll ich das Ergebnis einordnen?" Es ist Aufgabe Ihrer Ärztinnen und Ärzte, Ihnen zu helfen, die Ergebnisse zu verstehen. So zu verstehen, dass Sie daraus schließen können, was für Sie persönlich wichtig ist. Statistische Wahrscheinlichkeiten sind hilfreich. Aber was bedeuten sie für Sie selbst? Lassen Sie sich die Diagnose oder einen wichtigen Befund erklären. Fragen Sie. Fragen Sie noch mal, wenn etwas unklar ist. Zur Vorbereitung können Sie die Fragen auf Seite 73 nutzen.

Medizinische Befunde müssen „übersetzt" und dann verständlich erläutert werden. Dazu braucht es Zeit, Zeit, die viele Ärztinnen und Ärzte leider nicht immer haben. Ebenso brauchen Sie Zeit, um das alles richtig zu verarbeiten. Nehmen Sie sich die Zeit dafür. Nur in seltenen Fällen kommt es darauf an, zügig zu entscheiden. Sprechen Sie mit Ihren Angehörigen und Ihnen vertrauten Menschen.

Sogar dann, wenn die Diagnose Krebs sehr wahrscheinlich ist, haben Sie Zeit. Die meisten Schilddrüsenkarzinome wachsen sehr langsam. Wenn nicht schon vor Erkennen eines Krebses eine Streuung aufgetreten ist, können Sie davon ausgehen, dass das auch nicht in den nächsten wenigen Wochen passiert. Im Zweifelsfall ist genügend Zeit, die Befunde bei Bedarf überprüfen zu lassen.

Zweitmeinung kann helfen

Generell kann eine Zweitmeinung bei Unklarheiten und Unsicherheiten im Verständnis der Befunde oft sinnvoll sein. Dabei geht es weniger darum, dass die andere Ärztin oder der andere Arzt „besser" wäre. Eine Untersuchung, die hundertprozentige Sicherheit bietet, was das Krebsrisiko angeht, gibt es nicht. Aber es kann sein, dass eine andere Fachperson die Wahrscheinlichkeiten anders bewertet und Ihnen dadurch eine neue Perspektive bietet. Außerdem ist eine Spezialistin oder ein Spezialist eventuell eher auf dem neuesten Stand, was Leitlinien und Studien angeht. Das kann bei der Entscheidung helfen, ob weitere Untersuchungen nötig sind.

BESTENS VORBEREITET: Oft sind Patientinnen und Patienten beim Einholen der Zweitmeinung besser vorbereitet, haben alles intensiv durchdacht und können präziser nachfragen. Dadurch verstehen sie mehr und gewinnen mehr Klarheit. Nutzen Sie, bevor Sie die Zweitmeinung einholen, den Fragebogen (rechte Seite).

Sie kennen vielleicht den Spruch „So viele Ärzte, so viele Meinungen". Eine Zweitmeinung kann manchmal mehr verwirren und verunsichern, als Klarheit geben. Schlimmstenfalls stehen Sie zwischen den Stühlen, wenn die Zweitmeinung anders, gar gegenteilig ausfällt. Hinzu kommt: Befunde sind nicht alles. Gerade dann, wenn Sie Ihre Ärztin oder Ihren Arzt schon länger kennen und bereits ein Vertrauensverhältnis aufgebaut haben, kann sie oder er oft am besten beurteilen, was für Sie persönlich wichtig ist.

Eine Zweitmeinung einzuholen, ist also keineswegs ein Muss, auch dann nicht, wenn die Befunde nicht ganz eindeutig sind. Überlegen Sie also gut, ob Sie sich eine Zweitmeinung wünschen. Auch hier gilt wieder: Sie haben Zeit.

Bessere Diagnose dank KI?

Heutzutage ist künstliche Intelligenz (KI) ein allgegenwärtiges Thema. Auch in der Medizin sind die damit verbundenen Erwartungen groß, man erhofft sich etwa genauere, bessere Diagnosen. Gilt das auch für Schilddrüsenknoten? Kann KI helfen, zu erkennen, ob ein

ALLES KLAR – AUCH FÜR MICH?

Ob Funktionsstörung oder Knoten, auch nach der Diagnose können Zweifel bestehen. Mit diesen Fragen gewinnen Sie Klarheit.

Mit welcher (Verdachts-)Diagnose wurden Sie nach Hause geschickt?

Erscheint Ihnen die Diagnose schlüssig? Haben Sie Zweifel – falls ja, welche?

Haben Sie Beschwerden, die die Diagnose nicht ausreichend erklärt?

Was würden Sie gern noch einmal erklärt bekommen?

Welche Sorgen und Befürchtungen haben Sie?

Falls Sie eine Zweitmeinung einholen wollen, was erhoffen Sie sich davon?

Knoten bösartig ist? Das wäre wünschenswert, denn die Sicherheit der Vorhersage von Bösartigkeit durch den Ultraschall ist letztlich nicht ausreichend. Selbst die Punktion ergibt nur eine Wahrscheinlichkeit. Auch die Klassifikationssysteme der europäischen und US-amerikanischen Fachgesellschaften haben da nicht wesentlich weitergeholfen. Die Vorhersagegenauigkeit des Ultraschalls bei den untersuchten Knoten lag bei nur 20 bis 80 Prozent.

Kann KI hier helfen? Zurzeit sind in den auf diesem Gebiet führenden USA vier KI-Systeme zugelassen. Sie haben zum Ziel, die Vorhersagegenauigkeit von Bösartigkeit durch Ultraschall und Punktionszytologie zu verbessern. Radiologische Feinheiten, die dem menschlichen Auge entgehen, werden mathematisch ausgewertet. Durch entsprechende Computersimulationen wird der Ultraschallbefund des infrage stehenden Knotens mit anderen bekannten Knoten verglichen. Die Genauigkeit der Vorhersage von Bösartigkeit wird weiter gesteigert, wenn Ultraschallbefund und Ergebnis der Punktionszytologie gemeinsam analysiert werden.

Die Vorhersagegenauigkeit von Krebs, durch Einsatz von Ultraschall und Punktion, hängt erheblich von den Erkenntnissen und Erfahrungen der Untersuchenden ab. KI kann helfen, den subjektiven Einfluss der Untersuchenden auf das Ergebnis zu verringern, und damit die Genauigkeit der Vorhersage auch im Einzelfall zu verbessern. Experten sagen jedoch voraus, dass es zumindest in den nächsten fünf Jahren noch nicht möglich sein wird, die erfahrene Ärztin oder den erfahrenen Arzt durch KI zu ersetzen.

Hauptproblem der KI-Technik ist ihre begrenzte Verständlichkeit nicht nur für die Untersuchenden, sondern auch für die Patientinnen und Patienten. Bei einer Ultraschalluntersuchung kann die Ärztin oder der Arzt „live" am Bildschirm erläutern, was zu sehen ist. Wie eine KI zu ihren Schlüssen kommt, ist hingegen kaum nachvollziehbar, weil die Datengrundlage, aus der die KI ihre Ergebnisse ableitet, nicht überschaubar ist.

Zurzeit ist die KI als allgemein anwendbare Technik (noch) nicht verfügbar. Sie ist zudem (noch) zeitintensiv und kostspielig. In Zukunft wird sich die enorm schnell entwickelnde Technik jedoch vor allem für solche Ärztinnen und Ärzte lohnen, die (noch) nicht so viel Erfahrung mit der Diagnostik von Schilddrüsenknoten haben. Im Zweifelsfall ist daher heute noch immer der Rat einer wirklich erfahrenen und empathischen ärztlichen Fachperson der beste Weg, Ihnen in Ihrer Urteilsbildung und weiteren Entscheidung zu helfen.

SO WIRD DIE SCHILDDRÜSE BEHANDELT

Fast alle Schilddrüsenerkrankungen sind gut behandelbar. Es kann sogar sein, dass vorerst gar keine Behandlung notwendig ist. Oft helfen die Laborwerte dabei, zu entscheiden, ob eine medikamentöse Therapie sinnvoll ist.

Zu wenig Schilddrüsenhormone im Blut – was tun?

Unterfunktionen bleiben oft lange unerkannt. Werden sie entdeckt, stellt sich die Frage: Behandeln oder nicht behandeln?

Schilddrüsenhormonmangel ist bis zu zehnmal häufiger als eine Hormonüberproduktion. Doch während Überfunktionen wegen der relativ klaren Symptome meist frühzeitig erkennbar sind, werden Unterfunktionen oft zunächst nicht bemerkt. Bevölkerungsuntersuchungen zeigen, dass bei fünf bis zehn Prozent der Menschen eine latente Unterfunktion (Hypothyreose) nachzuweisen ist. Häufiger bei Frauen, häufiger mit zunehmendem Lebensalter, häufiger bei einer Hashimoto-Erkrankung, und häufiger in Jodmangelgebieten.

Die bei Weitem häufigste Ursache der Unterfunktion ist eine Hashimoto-Thyreoiditis. In über 95 Prozent der Fälle liegt keine offen manifeste, sondern lediglich eine latente, auch genannt subklinische, Unterfunktion vor. Die Medizin spricht von einer subklinischen Hypothyreose, wenn das Steuerungshormon TSH oberhalb des Normalbereiches von 4,0 und unterhalb von 10,0 Messeinheiten liegt, sich der Wert des freien, nicht eiweißgebundenen Thyroxins (FT4) aber noch im Normbereich befindet. Das ist erst mal nur ein Laborwert. Er sagt noch nichts aus über eventuell bestehende Beschwerden, die Ursache der Unterfunktion oder Auswirkungen auf die vom Stoffwechsel der Schilddrüsenhormone betroffenen Organe und Gewebe aus.

TSH-Werte können ebenso bei Gesunden schwanken. Man weiß, dass sowohl bei Gesunden als auch bei Personen mit einer latenten Unterfunktion unterschiedliche TSH-Werte in Abhängigkeit von der Tageszeit vorliegen: am Abend und in der Nacht sind die Werte um etwa ein Drittel höher als an den übrigen Tageszeiten. Auch haben ältere und übergewichtige Menschen höhere TSH-Werte, ohne dass sich daraus eine Behandlungsnotwendigkeit ergibt, solange die FT4-Werte im Normbereich liegen.

Wenn Sie keine Beschwerden, aber einen erhöhten TSH-Wert zwischen 4,0 und 10,0 mit normalem FT4 haben, ergeben sich daraus außer der Empfehlung zur Kontrolle in etwa drei bis sechs Monaten also zunächst keine Konsequenzen. Lassen Sie Ihre Werte im gleichen Testlabor kontrollieren. Die Blutabnahme sollte möglichst zur selben Tageszeit wie zuvor erfolgen.

IST DER T3-WERT WICHTIG? Es ist noch nicht ganz klar, welche Bedeutung dem anderen Schilddrüsenhormon, Trijodthyronin (T3), bei der latenten Unterfunktion zukommt. Die T3-Werte können schwanken, geringe Erniedrigungen müssen nicht krankhaft sein. Das gilt auch für erniedrigte T3-Werte bei schweren Allgemeinerkrankungen, dem sogenannten Niedrig-T3-Syndrom.

Wesentlich wichtiger als die T3-Bestimmung ist jene der TPO-Antikörper. Zum einen kann eine Erhöhung der TPO-Antikörper schnell und eindeutig klären, ob bei Ihnen die Ursache der Unterfunktion eine Hashimoto-Thyreoiditis ist. Zum anderen hat das für Sie auch eine prognostische Bedeutung. Bei Patientinnen und Patienten mit einer Unterfunktion und Hashimoto entwickelt sich aus einer bislang lediglich latenten Unterfunktion eine manifeste Unterfunktion fast doppelt so schnell als bei Personen ohne Hashimoto: laut Studien in durchschnittlich zweieinhalb Jahren gegenüber fünf Jahren bei Patienten ohne Hashimoto. Lassen Sie daher bei einer Unterfunktion auf jeden Fall auch die TPO-Antikörper bestimmen.

Nicht jeder braucht Medikamente

Bei der Entscheidung über eine Behandlung der latenten Unterfunktion ist nicht allein der TSH- und FT4-Wert wichtig. Feststeht lediglich, dass mit ansteigendem TSH auch die Folgen der Unterfunktion, Beschwerden und Symptome, zunehmend häufiger sind. Jeder gesunde Mensch hat innerhalb des Normbereiches seinen eigenen TSH-Wert. Wenn bei einer Unterfunktion das TSH oberhalb des Normbereiches von 4,0 und unterhalb von 10 Messeinheiten liegt, können bereits, aber müssen nicht schon Symptome einer Unterfunktion bestehen. Auch Personen mit einem TSH von über 10 haben oft (noch) keine Unterfunktionssymptome.

Die beschriebenen generellen Empfehlungen sollen daher keinen Reflex im Sinne eines „Schema F" auslösen. Das betrifft insbesondere Ältere, bei denen einerseits höhere TSH-Werte eine Art altersgerechte „Bedarfsanpassung" sind, andererseits aber auch nicht selten Symptome schon bei latenter Unterfunktion versteckt sein können, weil sie als normale Altersbeschwerden betrachtet werden. Falls Ihre latente Unterfunktion vorerst nicht behandelt wird, hilft die Übersicht auf Seite 79, mögliche Symptome zu bemerken, um bei Bedarf doch gegensteuern zu können.

KEIN ÜBERGEWICHT DURCH LATENTE UNTERFUNKTION: Bei erhöhten TSH-Werten vermuten einige, die Ursache für ihr Übergewicht gefunden zu haben. Es gibt aber keine Hinweise dafür, dass eine latente Unterfunktion zu Adipositas führt. Gibt es sonst keine Symptome, besteht also kein Grund, Schilddrüsenhormone einzunehmen.

Einige Studien haben ergeben, dass lang andauernde TSH-Erhöhungen mit einem vermehrten Vorkommen von Schilddrüsenkrebs verbunden waren. Wegen des insgesamt seltenen Vorkommens von Schilddrüsenkarzinomen ergeben sich daraus jedoch keine Empfehlungen für den Einzelfall. Dies allein ist also noch kein Grund, eine symptomlose Unterfunktion medikamentös zu behandeln.

Es gibt weitere Erkenntnisse, die eventuell auch die Behandlung einer latenten Unterfunktion rechtfertigen. So kann eine solche Behandlung das Profil einer Fettstoffwechselstörung verbessern. Wenn bei Ihnen entsprechende Risikofaktoren vorliegen, sollten Sie darüber also mit Ihrer Ärztin oder Ihrem Arzt sprechen.

Zahlreiche Studien haben außerdem die Auswirkungen einer Unterfunktion auf die Herzleistung untersucht. Ein erhöhtes Herz-Gefäß-Risiko (Herzinsuffizienz; Koronare Herzkrankheit; Arterienverkalkung) wurde jedoch nur bei TSH-Werten über 10 Messeinheiten nachgewiesen, bei denen ohnehin in den meisten Fällen eine Behandlung empfohlen wird.

Generell lässt sich sagen: Wenn Symptome einer Unterfunktion vorliegen, ist die Einnahme von Schilddrüsenhormonen, genauer gesagt eine Thyroxinsubstitution, sinnvoll. Im Einzelfall ist aber, wie schon mehrfach erwähnt, oft schwer zu entscheiden, ob tatsächlich Symptome vorliegen und ob diese im Zusammenhang mit der Unterfunktion stehen. Ob Sie dann von einer Behandlung profitieren

KEINE BESCHWERDEN – ODER DOCH?

Ihre latente Unterfunktion muss zunächst nicht behandelt werden. Achten Sie jedoch auf diese möglichen Beschwerden.

Trockene Haut: Haben Sie öfter Probleme mit trockener Haut? Fühlt sich Ihre Haut kalt, rau und trocken an?

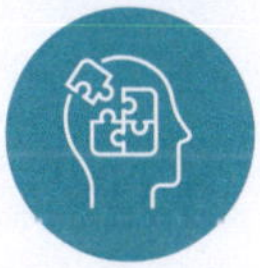

Gedächtnisschwäche: Fällt es Ihnen in letzter Zeit schwer, sich Dinge zu merken? Können Sie sich schlechter konzentrieren?

Muskelschwäche: Fühlen Sie sich oft schlapp und schwach? Haben Sie manchmal Muskelschmerzen?

Kälteempfindlichkeit: Frieren Sie schnell? Ist Ihnen auch dann zu kalt, wenn andere es als angenehm warm empfinden?

Verstopfung: Haben Sie Schwierigkeiten beim Stuhlgang? Leiden Sie oft unter Verstopfung?

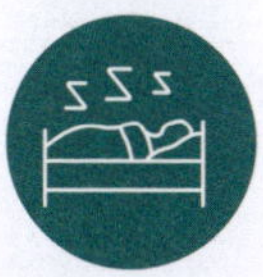

Müdigkeit: Fühlen Sie sich oft müde und erschöpft? Haben Sie ein gesteigertes Schlafbedürfnis?

würden, ist nicht immer absehbar. Wie schon zuvor beschrieben, kann dann ein Behandlungsversuch ein guter Weg sein. Wenn sich keine Verbesserung oder sogar eine Verschlechterung ergibt, sollte die Behandlung wieder beendet werden.

So helfen Schilddrüsentabletten bei Unterfunktion

Wenn Ihre Schilddrüse nicht genug Hormone produziert, kommt meist Levothyroxin zum Einsatz, das den Körper mit LT4 versorgt.

Etwa fünf bis zehn Prozent der Bevölkerung haben eine latente Schilddrüsenunterfunktion, ungefähr 70 Prozent dieser Menschen haben Symptome. Das sind sehr viele Betroffene. Es überrascht daher nicht, dass Levothyroxin (LT4) – das Mittel der Wahl zur Behandlung einer Unterfunktion – zu den am häufigsten verschriebenen Medikamenten gehört. Die Häufigkeit nimmt sogar noch zu, möglicherweise weil die Diagnose einer Unterfunktion öfter gestellt wird. In gewisser Weise ist das beruhigend: Wenn Ihnen Ihre Ärztin oder Ihr Arzt rät, eine Thyroxinsubstitution zu starten, ist das quasi Routine. Es liegen viele Erfahrungen zu den Chancen und Risiken einer solchen Behandlung vor. Trotzdem ist es sinnvoll, wenn Sie sich selbst vorab informieren, worauf Sie achten sollten.

Levothyroxin ist die synthetische Form des körpereigenen Hormons Thyroxin. LT4 wird in einem komplexen Vorgang in den verschiedenen Organen und Geweben in das aktiv wirksame Schilddrüsenhormon T3 umgewandelt. Die alleinige Einnahme von LT4 reicht daher in den allermeisten Fällen aus, um die Symptome der Unterfunktion zu beseitigen und das TSH wieder in den Normbereich abzusenken.

LT4 hat zudem eine Reihe von Vorteilen: Es gibt langjährige Erfahrungen damit und von Überdosierungen abgesehen gibt es praktisch keine Nebenwirkungen, da es dem körpereigenen Hormon gleicht. Es ist leicht anzuwenden, wird vom Darm gut aufgenommen, hat eine lange Halbwertszeit von sieben bis zehn Tagen (das ist die Zeitspanne bis zur Halbierung der Konzentration im Blut), und kostet relativ wenig.

AUS T4 WIRD T3: Etwa 85 Mikrogramm T4 werden bei Gesunden täglich von der Schilddrüse gebildet. Die im Körper entstehende Menge von T3, dem biologisch aktiven Schilddrüsenhormon, beträgt etwa 33 Mikrogramm. 20 Prozent davon kommen bei Gesunden aus der Schilddrüse. 80 Prozent entstehen durch die Umwandlung aus T4 im Körper. T4 wird daher auch als „Prohormon" bezeichnet, als Lieferant für das wichtige T3.

Das Ziel der LT4-Behandlung ist in erster Linie die Normalisierung der Unterfunktionssymptome und die Wiederherstellung des Stoffwechselgleichgewichts. Da Dosisveränderungen bis zu 20 Prozent oft zunächst kaum wahrgenommen werden, was die Beschwerden und Symptome anbelangt, müssen auch die TSH-Werte herangezogen werden, um die LT4-Dosis einzustellen. Das TSH sollte während der Behandlung am besten im Normbereich liegen.

Es kann also sein, dass mit der Einnahme von LT4 nicht sofort alle Symptome verschwinden, von denen Sie angenommen haben, dass sie eine Folge der Unterfunktion sind. Manchmal braucht es nur Geduld. Der Stoffwechsel reagiert (leider) nicht auf Knopfdruck. Aber es gibt auch Möglichkeiten, die ausprobiert werden können, wenn das Medikament nicht hilft. Zum Beispiel kann es sinnvoll sein, das LT4-Präparat zu wechseln. Denn nicht nur das Hormon ist wichtig, sondern auch seine „Verpackung" in der Tablette.

Das zweite Ziel der Behandlung einer Unterfunktion mit LT4 ist, die nachteiligen Folgen der Unterfunktion für das Herzgefäßsystem möglichst zu vermeiden. Es ist bekannt, dass eine Unterfunktion mit TSH-Werten über 10 mit einem erhöhten Krankheits- und Sterberisiko an Herzgefäßerkrankungen einhergeht. Auch der Fettstoffwechsel wird durch eine derartige Unterfunktion negativ beeinflusst.

LT4 wird im Dünndarm in den Körper aufgenommen, fachsprachlich „resorbiert". Das gelingt am besten, wenn der Magen leer ist. Dann werden 70 bis 80 Prozent der Dosis resorbiert. Wird

Levothyroxin hingegen zusammen mit Nahrung eingenommen, ist die Aufnahme in den Körper verzögert und erheblich reduziert. Am besten schlucken Sie die Tablette entweder 30 bis 60 Minuten vor dem Frühstück oder abends etwa drei Stunden nach der letzten Mahlzeit.

NICHT ZUSAMMEN MIT KAFFEE! Auch Kaffee kann die LT4-Aufnahme vermindern, daher sollten Sie rund um die Einnahme keinen Kaffee trinken. Wer mit dem ersten Kaffee am Morgen nicht warten möchte, der sollte besser die Abendvariante für die Einnahme wählen.

Es gibt auch Medikamente, die die Aufnahme von LT4 beeinträchtigen können. Kalziumkarbonat und Eisensulfat sind die am besten untersuchten. Sie verringern die Aufnahme von LT4 um etwa 20 Prozent. Das ist auch relevant, wenn Sie zum Beispiel Multivitaminpräparate einnehmen. Weitere Medikamente, die sich auf die LT4-Aufnahme auswirken könnten, sind solche, die die Gallensäureresorption aus dem Darm hemmen; Medikamente, die bei Fettstoffwechselstörungen eingesetzt werden; Phosphatbinder, eingesetzt bei Nierenschwäche; Medikamente, die die Magensäure blockieren, zum Beispiel Protonenpumpenhemmer; Aluminium enthaltende Säurehemmer; Sucralfat; oder Medikamente, die die Verstoffwechselung von Thyroxin im Körper beeinträchtigen können, zum Beispiel bestimmte Beruhigungs- und Schlafmittel.

Informieren Sie Ihre Ärztin oder Ihren Arzt also unbedingt über alle Medikamente, die Sie regelmäßig oder auch nur gelegentlich einnehmen. Das gilt insbesondere auch für frei verkäufliche Präparate und Nahrungsergänzungsmittel, von denen Ihr Arzt sonst nichts wissen kann, weil dafür kein Rezept ausgestellt wurde.

Einige Erkrankungen können sich auf die LT4-Aufnahme auswirken: Bei Magenschleimhautentzündungen, insbesondere der Helicobacter-Gastritis oder der atrophen Gastritis, ist die Levothyroxin-Aufnahme um etwa ein Drittel vermindert. Die LT4-Dosis muss daher in diesen Fällen erhöht werden. Vor allem Ältere haben nicht selten zwei Erkrankungen gleichzeitig, Hashimoto mit Unterfunktion und atrophe Gastritis. Bei diesen Patientinnen und Patienten muss daher der TSH-Wert besonders sorgfältig „gemonitort" werden.

Auch Menschen mit Störungen der Darmfunktion, zum Beispiel bei Glutenunverträglichkeit, haben eine verminderte LT4-Resorption. Die Kombination einer Magen-Darm-Störung mit den genannten

Medikamenten kann eine besondere Herausforderung für die Einstellung und Überwachung der Levothyroxinsubstitution bedeuten.

Weitere Einflussfaktoren sind das Körpergewicht, Alter und Geschlecht, eine vorangegangene Schilddrüsenoperation oder eine Radiojodtherapie sowie eine vorangegangene Magen-Darm-Operation. Auch die Ursache der Unterfunktion – Hashimoto, Jodmangel oder Medikamente – spielt eine Rolle. In der Regel kennt Ihr Arzt Ihre medizinische Vorgeschichte und weiß über diese Faktoren Bescheid. Gerade beim Arztwechsel sollten Sie aber sicherstellen, dass alle Karten auf dem Tisch liegen.

Die Wohlfühldosis finden

Es könnte so einfach sein: Wenn Sie sich besser fühlen als vorher, wenn Sie sich wohlfühlen, dann stimmt die LT4-Dosis. Was leicht klingt, ist aber in der Praxis oft schwierig. Vor allem, wenn die Unterfunktion schon länger besteht und Sie gar nicht mehr so recht wissen, was für Sie ein „normales Befinden" ist. Es geht also um mehr als nur wohlfühlen. Die richtige LT4-Dosis erkennen Sie vor allem daran, dass sich Ihre Unterfunktionsbeschwerden nach Ihrem eigenen Empfinden spürbar gebessert haben.

Um die LT4-Anfangsdosis zu ermitteln, gibt es eine „goldene Regel": Wenn Ihre Schilddrüse nur wenig Hormone produziert – Ihr TSH-Wert ist also deutlich erhöht –, dann starten Sie mit 1,6 bis 1,8 Mikrogramm LT4 pro Kilogramm Körpergewicht pro Tag. Bei einem Körpergewicht von etwa 70 kg wären das also etwa 100 bis 125 Mikrogramm. Nach vier bis sechs Wochen sollte dann anhand des TSH-Wertes kontrolliert werden, ob die Dosis passt. Abweichungen von der goldenen Regel sind in folgenden Fällen sinnvoll:

1 BEI ÄLTEREN: Es ist normal, dass die Ausgangs-TSH-Werte bei älteren Menschen oft höher sind. Das ist insoweit zu berücksichtigen, als dass nicht „bis zum Anschlag" therapiert werden sollte, um die Herzfunktion nicht zu überfordern.

2 BEI HERZERKRANKUNGEN: Bei Personen ohne Vorerkrankungen kann mit der vollen LT4-Dosis gestartet werden. Bei Herzvorerkrankten sollte hingegen mit einer niedrigeren Dosis begonnen werden, die dann langsam bis zur Optimaldosis gesteigert wird.

3 BEI SCHWANGEREN: Bei Schwangeren mit schon vorbestehender Unterfunktion muss die LT4-Dosis erheblich gesteigert werden, um nachteilige Folgen für den Schwangerschaftsverlauf und das noch ungeborene Kind zu vermeiden. Frauen mit Unterfunktion sollten deshalb direkt nach einem positiven Schwangerschaftstest Ihre Ärztin oder Ihren Arzt aufsuchen.

4 BEI KINDERN: Neugeborene und Kinder mit Unterfunktion benötigen eine auf das Kilogramm Körpergewicht bezogen höhere tägliche Levothyroxindosis als Erwachsene.

Hashimoto, die häufigste Ursache einer Unterfunktion, kann mitunter zusätzliche Herausforderungen mit sich bringen: Bei dieser Erkrankung schwankt die Immunaktivität und damit auch die Hormonproduktion der Schilddrüse. Das kann die Einstellung der Levothyroxindosis erschweren.

In den meisten Fällen gelingt es trotzdem, die Symptome mithilfe dieses Medikaments gut in den Griff zu bekommen. Es gibt aber auch Betroffene, bei denen dies nicht ausreichend gut gelingt. In Einzelfällen kann daher bei Hashimoto sogar eine Entfernung der Schilddrüse als letzter Ausweg in Betracht gezogen werden. Mehr dazu lesen Sie auf Seite 91.

Nebenwirkungen sind selten

Wie schon erwähnt, hat LT4 kaum Nebenwirkungen. Gefährlich ist allerdings eine Überdosierung. Dann können Vorhofflimmern und bei längerer Dauer der Überdosierung Osteoporose (Knochenschwund) auftreten. Aufgrund dieses Risikos sollte Levothyroxin bei gutartigen Schilddrüsenerkrankungen, die zu einem TSH unterhalb des unteren Normbereichs führen, vermieden werden. Das betrifft vor allem Ältere, Patientinnen und Patienten mit Herzvorerkrankungen, und Frauen in der Menopause.

Da Levothyroxin identisch ist mit dem körpereigenen Thyroxin, sind Allergien unter LT4-Einnahme äußerst selten. Wenn das eingenommene Präparat nicht vertragen wird oder tatsächlich eine Allergie vorliegt, bei der ein Zusammenhang mit dem LT4-Präparat nicht auszuschließen ist, sollte auf ein Präparat umgestiegen werden, das frei ist von möglichen Zusatzstoffen wie zum Beispiel

WIE GEHT ES IHNEN MIT LEVOTHYROXIN?

Nutzen Sie diese Checkliste zur Vorbereitung auf den Arzttermin. Jeden Punkt, den Sie nicht sicher abhaken können, sollten Sie ansprechen.

- ◯ **AUFKLÄRUNG** Ich kann nachvollziehen, warum mir die aktuelle Dosis verschrieben wurde; die relevanten Schilddrüsenwerte wurden mit mir besprochen und ich habe diese verstanden.
- ◯ **ERKRANKUNGEN** Andere Erkrankungen oder vorausgegangene Operationen sind meinem Arzt bekannt und wurden bei der Dosisfindung berücksichtigt.
- ◯ **MEDIKAMENTE** Alle Medikamente, die ich einnehme, auch frei verkäufliche oder Nahrungsergänzungsmittel, sind meinem behandelnden Arzt bekannt und wurden berücksichtigt.
- ◯ **EINNAHME** Ich nehme meine Tabletten regelmäßig auf nüchternen Magen ein und trinke zum Zeitpunkt der Einnahme keinen Kaffee.
- ◯ **BESSERUNG** Meine Unterfunktionsbeschwerden haben sich mit der aktuellen Behandlung spürbar gebessert.
- ◯ **WOHLBEFINDEN** Unabhängig von konkreten Symptomen habe ich das Gefühl, dass es mir generell besser geht.
- ◯ **NEBENWIRKUNGEN** Nebenwirkungen wie Herzklopfen, Kopfschmerzen oder Angstgefühle habe ich nicht bemerkt.

Lactose, Akazienbestandteile oder Gluten. Auch sollte zunächst die LT4-Dosis reduziert werden. Denn die vermeintlichen Allergiesymptome könnten auch Anzeichen einer Überdosierung sein, selbst wenn diese anhand des TSH-Wertes (noch) nicht erkennbar ist. Typische Symptome für eine solche Überdosierung sind zum Beispiel Kopfschmerzen, Herzklopfen oder Angstgefühle.

Kombinationstherapie sinnvoll?

Die beschriebene alleinige LT4-Behandlung (die sogenannte Monotherapie) ist wirksam, relativ einfach durchzuführen und kostengünstig. Sie wird daher von den Fachgesellschaften empfohlen und gilt als Standard. Dennoch: Wenn die LT4-Behandlung nicht ausreichend wirkt und alle anderen Ursachen dafür ausgeschlossen wurden, ist ein Behandlungsversuch mit einem Kombinationspräparat aus LT4 und LT3 (Liothyronin) gerechtfertigt. Bei manchen Patientinnen und Patienten führt dies zur gewünschten Verbesserung der unterfunktionsbedingten Beschwerden.

Achtung: In der Schwangerschaft sollen die Kombinationspräparate nicht genutzt werden. Der Grund dafür ist, dass der LT4-Anteil in Kombinationspräparaten reduziert ist. Das LT4 ist aber für die fetale Gehirnentwicklung notwendig, es sollte also während einer Schwangerschaft auf jeden Fall ausreichend vorhanden sein.

Aber wann genau ist die Kombinationstherapie eine sinnvolle Alternative? Dazu gibt es noch keine klaren Empfehlungen. Die bisherigen Vergleichsstudien brachten bislang keine eindeutigen Vorteile. Studien zur Lebensqualität, seelischen Verfasstheit und Zufriedenheit ergaben keine einheitlichen Resultate, zumindest war kein eindeutiger Vorteil der Kombinationstherapie erkennbar. Es wurden bislang aber auch keine gravierenden Nebenwirkungen der Kombinationstherapie festgestellt.

International führende europäische und US-amerikanische Fachgesellschaften sehen derzeit keinen erkennbaren Vorteil in der Kombinationstherapie mit LT4 und LT3. Es spricht aber auch nichts dagegen, diese Therapie in begründeten Einzelfällen anzuwenden, wenn sie unter sorgfältiger medizinischer Kontrolle durchgeführt wird. Wenn bei Ihnen die Monotherapie also dauerhaft nicht anschlägt, kann es sinnvoll sein, Ihre Ärztin oder Ihren Arzt auf eine mögliche Kombitherapie anzusprechen.

So wird die Überfunktion gestoppt

Eine Schilddrüsenüberfunktion kann und sollte behandelt werden. Ist eine Autonomie die Ursache, stehen verschiedene Optionen zur Wahl.

Anders als bei einer Unterfunktion, bei der meist nur die Auswirkungen des Hormonmangels behandelt werden können, ist es bei einer Überfunktion oft möglich, den „Übeltäter" unschädlich zu machen. Dies geschieht durch sogenannte ablative, Gewebe zerstörende Verfahren, die Radiojodtherapie oder eine Operation. Ob das für Sie infrage kommt, hängt auch von der Ursache Ihrer Überfunktion ab. Wie Überfunktionen beim Morbus Basedow behandelt werden, erfahren Sie ab Seite 92. Hier soll es zunächst um Überfunktionen gehen, die durch eine Schilddrüsenautonomie verursacht werden.

In Regionen mit ausreichender Jodversorgung ist Morbus Basedow die häufigste Ursache von Überfunktionen, die Autonomie ist relativ selten. In Regionen mit Jodmangel ist es umgekehrt. Der Grund ist, dass die Schilddrüse bei dauerhaft unzureichender Jodversorgung dazu neigt, hyperaktive Zellen und ganze Knoten zu entwickeln, die den aus dem Jodmangel resultierenden Hormonmangel kompensieren sollen. Zumindest ist diese Erklärung plausibel, auch wenn die genauen Entstehungsmechanismen der Autonomie noch nicht geklärt sind. Diese Schilddrüsenzellen entziehen sich dann der Steuerung durch TSH. Wenn die Hormonproduktion das normale Maß übersteigt, kommt es zur latenten, im weiteren Verlauf zur manifesten Überfunktion. Die latente Überfunktion wird auch „kompensierte", die manifeste „dekompensierte" Hyperthyreose genannt.

Leider gibt es bis heute keine Therapieverfahren, um das Autonom-Werden von Schilddrüsenzellen wirksam zu beeinflussen. Das macht die Behandlung schwierig und bisweilen auch unbefriedigend. Schwierig, weil es sehr unterschiedliche Verfahren mit unterschiedlichen Vor- und Nachteilen gibt. Unbefriedigend, weil bei den zur Verfügung stehenden Verfahren fast immer die Schilddrüse als Ganzes bekämpft wird. Einzige Ausnahme hiervon ist das autonome Adenom – ein einzelner gutartiger autonomer Knoten –, das bei ansonsten gesunder Schilddrüse „selektiv" durch Radiojodtherapie, Operation oder Thermoablation (Seite 102) behandelt werden kann.

Wenn kein Basedow mit Augenveränderungen und/oder TRAK-Erhöhungen vorliegen, ist die Diagnose einer Autonomie einigermaßen sicher. Andere Ursachen einer Überfunktion, wie zum Beispiel Schilddrüsenkrebs oder Tumoren der Hirnanhangdrüse mit TSH-Überproduktion, sind absolut selten. Bei der Autonomie kommt es manchmal nicht nur zur Überproduktion von Thyroxin (T4), sondern auch von Trijodthyronin (T3) – ein weiteres Indiz, das im Rahmen der Diagnostik Beachtung finden sollte.

DIE SCHILDDRÜSE IST SPARSAM: Die T3-Bildung braucht nur drei, die T4-Bildung dagegen vier Jodatome. Bei jodmangelbedingter Autonomie geht die Schilddrüse sehr sparsam mit dem Jod um, damit sie trotzdem den Hormonmangel kompensieren kann. Dies gelingt ihr, indem sie die T3-Produktion erhöht.

Wird auf eine Autonomie geschlossen, ist der nächste Schritt die Ultraschalluntersuchung. Dort sind dann meist Knoten zu erkennen, die anschließend mithilfe der Szintigrafie weiter abgeklärt werden. Autonome, hyperaktive Knoten erweisen sich bei der Szintigrafie als „warm" oder „heiß" (mehr dazu auf Seite 68). Bei Betroffenen, bei denen das TSH noch im Normbereich ist, wird vor der Szintigrafie ca. vier Wochen lang Levothyroxin gegeben, um das normale Schilddrüsengewebe zu unterdrücken und die autonomen Knoten besser sichtbar zu machen. Das nennt man „Suppressionsszintigrafie".

Hormonblocker: Keine Dauerlösung

Wie geht es nun weiter, sobald klar ist, dass die Überfunktion durch eine Autonomie verursacht wird? Anders als beim Morbus Basedow, der unter thyreostatischer Behandlung auch spontan ausheilen oder sich bessern kann, gibt es bei der Autonomie keine Spontanheilung. Eine allein medikamentöse Dauerbehandlung mit Hormonblockern (Thyreostatika) und gegebenenfalls zusätzlich Betablockern wird wegen möglicher Nebenwirkungen daher auch nur in besonderen Fällen empfohlen. Zum Beispiel dann, wenn eine Radiojodtherapie oder Operation nicht gewünscht wird oder besonders hohe Risiken beinhaltet.

Um die Überfunktionssymptome aber zumindest kurzfristig in den Griff zu bekommen, sind Thyreostatika eventuell eine Option. Dabei sollten Sie genau beobachten, ob bei Ihnen Nebenwirkungen auftreten. Deren Häufigkeit ist dosisabhängig. 90 Prozent der Nebenwirkungen werden innerhalb der ersten drei Monate beobachtet. Leichtere Nebenwirkungen treten bei 15 bis 20 Prozent der Patientinnen und Patienten auf, vor allem Hautveränderungen (Ausschlag mit Juckreiz), Magen-Darm-Beschwerden, und Fieber. Bei veränderten Leberwerten und Verschlechterung des Blutbildes (verminderte weiße Blutzellen und Blutplättchen) sollte jedoch zeitnah reagiert und auf ein Alternativpräparat umgestiegen werden, oder eine andere Therapieform (Radiojod oder Operation) gewählt werden.

Schwerste Nebenwirkungen sind sehr selten, sie treten in etwa ein bis zwei Prozent der Fälle auf und betreffen schwere Leberschädigungen und die gefürchtete Hemmung der Blutbildung im Knochenmark, die Agranulozytose. In jedem Fall gilt: Wenn Thyreostatika eingenommen werden, ist eine Kontrolle der Leberwerte und des Blutbildes in kürzeren Abständen erforderlich, insbesondere in den ersten drei Monaten der Behandlung.

Thyreostatika passieren die Plazenta und treten beim Stillen auch in die Muttermilch über. Bei geringer Dosierung ist dies unbedenklich. Zu hohe Dosierungen, erst recht Überdosierungen sollten aber in jedem Fall vermieden werden. Deshalb wird in der Schwangerschaft mit der niedrigst möglichen Dosierung behandelt.

Radiojod als trojanisches Pferd

Für die meisten Betroffenen ist es auf lange Sicht sinnvoller, die autonomen Knoten unschädlich zu machen. Neben einer Operation kommt hierzu eine sogenannte Radiojodtherapie infrage. Radiojod ist das trojanische Pferd in der Medizin: Es schleicht sich gewissermaßen in die Schilddrüsenzellen ein, die nichts Böses ahnen, denn Jod ist für diese Zellen ja bekanntlich wichtig. Nicht jedoch Radiojod: Es zerstört die Zellen, insbesondere die hyperaktiv autonomen Zellen.

In Deutschland wird die Radiojodtherapie aus Strahlenschutzgründen stationär durchgeführt. Die Patientinnen und Patienten werden erst entlassen, wenn die von ihnen ausgehende Strahlung einen bestimmten Mindestwert unterschritten hat. Das mag beängstigend klingen, die Radiojodtherapie hat jedoch kaum Nebenwirkungen, bisweilen treten Halsschmerzen und vorübergehend Mundtrockenheit auf. Aus Sicherheitsgründen dürfen Sie während der Radiojodtherapie die Station nicht verlassen. Spaziergänge oder Besuche sind leider nicht möglich. Natürlich dürfen Sie telefonieren, fernsehen und in der Regel auch das WLAN nutzen. Überlegen Sie, womit Sie sich sonst noch die Zeit vertreiben könnten, packen Sie etwa Bücher, Stift und Papier oder Spiele ein.

Je nach Intensität der Radiojodtherapie kann es zur Unterfunktion kommen, sodass diesbezüglich im weiteren Verlauf die Schilddrüsenwerte kontrolliert werden müssen. Das ist aber auch nach einer Operation erforderlich. Die Radiojoddosis wird zur bestmöglichen Vermeidung einer späteren Unterfunktion daher auch so niedrig wie möglich gewählt. Dazu werden vorher entsprechende Dosisberechnungen durchgeführt.

Vielfach untersucht wurde die Frage, ob die bei der Überfunktion eingesetzte Radiojoddosis zu Spätfolgen, insbesondere Tumoren anderer Organe oder der Schilddrüse, führen kann. Die Antwort ist: Nein. Nach allem, was die zahlreichen hierzu durchgeführten Untersuchungen ergeben haben, ist das nicht der Fall.

Kurz gesagt: Wenn Ihre Autonomie nicht mit einer Struma und knotenbedingten Beschwerden verbunden ist und kein Krebsverdacht besteht, ist die Radiojodtherapie eine gute Wahl. Sie vermeidet alle Nachteile der Operation und ist sehr wirksam. Der Behandlungserfolg tritt jedoch nicht so schnell ein wie nach einer Operation.

Weg mit dem Übeltäter!

Die Alternative zur Radiojodtherapie ist die Operation, der autonome Knoten wird dann operativ entfernt. Der große Vorteil ist die schnelle, sichere und dauerhafte Beseitigung der Überfunktion. Auch bei Krebsverdacht ist die Operation der einzige Weg, die Frage, ob ein Knoten bösartig ist oder nicht, wirklich sicher zu klären.

Demgegenüber stehen die Nachteile einer Operation. Das betrifft vor allem die möglichen Komplikationen. So kann es zu einer

AUTONOMIE BEHANDELN – DIE QUAL DER WAHL

Bei einer Schilddrüsenautonomie stehen verschiedene Therapieoptionen zur Verfügung. Eine Entscheidungshilfe.

SPRICHT FÜR RADIOJODTHERAPIE:

- ○ Nicht stark vergrößerte Schilddrüse
- ○ Keine Beschwerden durch die Struma oder Knoten
- ○ Allgemeine Risiken, die gegen eine Operation sprechen
- ○ Keine Strahlenangst
- ○ Operationsangst
- ○ Keine Schwangerschaft oder Stillzeit
- ○ Nebenwirkungen der Thyreostase

SPRICHT FÜR OPERATION:

- ○ Knotenstruma mit zusätzlichen kalten Knoten
- ○ Beschwerden durch die Struma oder Knoten
- ○ Krebsverdacht
- ○ Überfunktion soll schnell und sicher beseitigt werden
- ○ Strahlenangst
- ○ Keine Operationsangst
- ○ Schwangerschaft oder Stillzeit

SPRICHT FÜR THYREOSTATIKA:

- ○ Große Angst vor Radiojodtherapie und Operation
- ○ Schwangerschaft und Stillzeit
- ○ Kein Krebsverdacht
- ○ Keine Beschwerden durch Struma oder Knoten
- ○ Es treten keine Nebenwirkungen auf.
- ○ Therapie wird gut überwacht

Weitere Aspekte, die für Sie wichtig sind:

____

____

____

____

____

____

____

Nebenschilddrüsenunterfunktion oder Stimmbandnervenlähmung kommen (mehr dazu auf Seite 130). Erfreulicherweise sind Komplikationen bei der Operation autonomer Knoten aber überaus selten, da das Gewebe nicht wie beim Basedow mit seinen chronisch entzündlichen Veränderungen mit den umgebenden Strukturen „verbacken" ist. Die Häufigkeit dauerhafter Komplikationen liegt daher bei deutlich unter einem Prozent.

EINZIGE OPTION FÜR SCHWANGERE: In der Schwangerschaft und Stillzeit kann, wenn unumgänglich, nur eine Operation durchgeführt werden, da eine Radiojodtherapie dann nicht möglich ist. Schwangere werden normalerweise im zweiten Schwangerschaftsdrittel operiert, wenn die Gefahr für das ungeborene Kind am geringsten ist.

Wichtig ist auch die Frage, wie viel „wegoperiert" wird: Üblicherweise wird der gesamte betroffene Schilddrüsenlappen entfernt, eventuell sogar die ganze Schilddrüse. Mehr darüber ab Seite 131.

Was hilft bei Morbus Basedow mit Überfunktion?

Basedow kann sich mit Hormonblockern zurückbilden. Falls nicht, gibt es noch weitere Optionen.

Beim Morbus Basedow ist die Ursache der Überfunktion eine ganz andere als bei der Autonomie. Hier sind nicht die Schilddrüsenzellen selbst das Problem, sondern ein fehlgeleitetes Immunsystem: Die Immunzellen der Schilddrüse produzieren sogenannte TRAK-Antikörper, die das TSH von den Zelloberflächen, den Rezeptoren, verdrängen und dann genauso wie TSH die Zellen stimulieren. Die Zellen werden größer, bis schließlich das gesamte Organ wächst und größer wird.

Die Überfunktion beim Basedow ist meist besser behandelbar als die Unterfunktion bei Hashimoto. Nicht nur, weil es beim Basedow mehr Therapiemöglichkeiten gibt, sondern auch, weil das Immunsystem sehr viel seltener auf den Körper Einfluss nimmt als bei der Hashimoto. Die Behandlung kann sich daher ganz auf die Überfunktion der Schilddrüse konzentrieren. Wenn Ihre Ärztin sagt: „So, jetzt wissen wir, woher Ihre Nervosität und Ihre anderen Beschwerden kommen", wird sie ergänzen: „Aber es gibt dafür gute Behandlungsmöglichkeiten. Wir beginnen mit Tabletten."

Sie verschreibt Ihnen Hormonblocker, sogenannte Thyreostatika, und bei Bedarf auch Betablocker, um die Herzsymptome in den Griff zu bekommen. In der Regel wird sie mit Ihnen einen weiteren Termin zur Blutabnahme in zwei bis drei Wochen vereinbaren, um die Blutwerte zu kontrollieren. Es kommt eine unruhige Zeit auf Sie zu. Zeit, in der Sie die Diagnose verarbeiten müssen. Zeit, bis die Hormonblocker wirken. Je nach Stärke der Überfunktion dauert das etwa zwei bis drei Wochen.

Die Hormonblocker sind nahezu perfekte Feuerlöscher gegen die Überfunktionsbeschwerden. Wenn Sie die Thyreostatika-Tabletten gut vertragen und keine unangenehmen Nebenwirkungen auftreten (siehe hierzu Seite 88), ist erst mal alles gut. In regelmäßigen Abständen werden Ihre Blutwerte kontrolliert, um zu prüfen, wie die Medikamente angeschlagen haben und ob Nebenwirkungen aufgetreten sind. Wenn die Medikamente gut wirken und die Überfunktion zurückgeht, kann die zu Beginn gewählte Thyreostatikadosis reduziert werden. Das hängt auch von den FT4- und T3-Werten ab.

Manchmal braucht es Plan B

Hormonblocker nehmen und alles ist gut? Ganz so einfach ist es leider manchmal doch nicht. Ein bisschen Optimismus ist aber durchaus erlaubt: Bei der Autoimmunerkrankung Morbus Basedow besteht die Chance, dass sich die Erkrankung während der Behandlung zurückbildet. Aus diesem Grund ist es, anders als bei einer Schilddrüsenautonomie, allgemeiner Standard, die Behandlung mit Thyreostatika und gegebenenfalls zusätzlich mit Betablockern zu beginnen. Wenn Sie Glück haben, heilt Ihr Morbus Basedow dann aus und Sie fühlen sich irgendwann auch ohne Medikamente wieder völlig gesund.

Um sicherzugehen, ob die Thyreostatika-Behandlung langfristig wirkt, wird sie in der Regel ein bis eineinhalb Jahre lang durchgeführt. Wenn in dieser Zeit keine Nebenwirkungen aufgetreten sind, wird anschließend ein sogenannter „Auslassversuch" gemacht. Die Thyreostatika-Behandlung wird also beendet, um herauszufinden, ob der Basedow zur Ruhe gekommen ist – oder nicht.

Die langfristigen Heilungschancen liegen statistisch bei etwa 50 Prozent. Wenn es nach Absetzen der Thyreostase zum Rezidiv, das heißt, zu einem Wiederauftreten der Überfunktion kommt, ist die Erfolgsrate mit nur noch etwa 30 Prozent niedriger. Wenn sich Ihr Basedow also nach der medikamentösen Behandlung zurückmeldet, sollte man gut abwägen, ob man es erneut mit Thyreostatika versuchen sollte oder ob eine „definitive" Therapie, also eine Radiojodtherapie oder eine Operation, der bessere Weg ist. Denn die Erfolgsraten der Radiojodtherapie sind in dieser Situation mit etwa 80 Prozent und diejenigen der Operation mit fast 100 Prozent deutlich höher.

REZIDIVRISIKO EINSCHÄTZEN: Risikofaktoren für ein frühes Wiederauftreten der Erkrankung sind eine zu Beginn schwere Überfunktion mit TRAK-Werten von über 10, eine sogenannte endokrine Orbitopathie mit ausgeprägten Augenveränderungen und eine große oder im weiteren Verlauf erheblich an Größe zunehmende Struma.

Bei Erwachsenen mit kleinen Basedow-Schilddrüsen hat die Radiojodtherapie als definitive Therapie eine hohe Erfolgsrate und ist daher eine gute Alternative zur Operation. Wenn jedoch zu Beginn der Erkrankung oder im weiteren Verlauf Augensymptome auftreten, wird von einer Radiojodtherapie eher abgeraten, weil sich darunter die Augensymptome – anders als nach einer Operation – verschlechtern können. Wenn dennoch eine Radiojodtherapie durchgeführt werden soll, wird sie unter Kortisonschutz vorgenommen – Sie bekommen also während der Behandlung Kortison –, um das Risiko einer Verschlechterung der Augensymptome zu verringern.

Bei Kindern und Jugendlichen besteht erhebliche Zurückhaltung nicht nur gegenüber einer Operation, sondern auch gegenüber einer Radiojodtherapie. Sie werden daher zumeist wesentlich länger, unter Umständen mehrere Jahre, mit Hormonblockern behandelt. Die

Erfolgsrate der Thyreostase ist in diesen Altersgruppen meist höher als bei Erwachsenen. Bei nicht ausreichendem Erfolg bleibt dann allerdings nur die Operation als Ausweg. Nicht ausreichender Erfolg bedeutet dabei nicht nur die oft schwankende Hormonlage, sondern bezieht auch deren Folgen mit ein, zum Beispiel Stimmungsschwankungen, hohe Stressanfälligkeit und Leistungsschwäche in der Schule und beim Sport. Die Entscheidung für eine Operation oder ein Fortsetzen der medikamentösen Behandlung ist daher in dieser Situation besonders schwierig.

Vor- und Nachteile einer Operation

Eine Operation bei Basedow bedeutet in der Regel, dass die Schilddrüse vollständig entfernt wird. Der große Vorteil ist, dass dies eine sehr schnelle, sehr sichere und dauerhafte Beseitigung beider Erkrankungen des Basedows ermöglicht: der Überfunktion und zugleich deren Ursache, der Autoimmunerkrankung. (Auch bei Hashimoto kann eine entsprechende Operation dieses Doppelziel erreichen, mehr dazu auf Seite 125.) Weder mit der Thyreostase noch mit der Radiojodtherapie kann dieses Ziel erreicht werden. Es überrascht daher nicht, wenn Studien ergeben haben, dass die Lebensqualität von Basedow-Patientinnen und -Patienten nach einer Operation deutlich besser ist als nach Thyreostase oder Radiojodtherapie.

Ein weiterer Vorteil gegenüber der Radiojodtherapie ist, dass bei großen Strumen die Radiojoddosis relativ hoch sein muss und der Behandlungserfolg geringer ist als bei kleinen Basedow-Schilddrüsen. Bei Schwangeren kann, wenn ein schneller Behandlungserfolg erforderlich ist, dieser nur durch eine Operation erreicht werden. Nicht zuletzt ist auch bei allen anderen dringlichen Situationen, zum Beispiel einer thyreotoxischen Krise (Seite 113) oder schwerer Überfunktion unter Amiodarontherapie, die Operation allen anderen Verfahren überlegen.

Warum möchten trotzdem viele Patientinnen und Patienten die Operation vermeiden? Der Hauptgrund ist das Komplikationsrisiko. Neben den allgemeinen Narkose- und Operationsrisiken und dem Risiko von Wundheilungsstörungen, die bei jeder Operation eine Rolle spielen, gibt es bei Schilddrüsenoperationen spezielle Risiken: Gefürchtet sind vor allem Komplikationen an den Stimmbandnerven und Nebenschilddrüsen. Die Operation ist bei einer Autoimmunerkrankung der Schilddrüse, sowohl bei Basedow als auch bei Hashimoto, deutlich schwieriger als beispielsweise bei autonomen Knoten (Seite 114). Insbesondere das Risiko für eine meist vorübergehende Unterfunktion der Nebenschilddrüsen ist deutlich erhöht. Die Operation sollte daher von einem besonders erfahrenen Chirurgen durchgeführt werden. Dann liegt das Komplikationsrisiko bei Basedow-Operationen bei unter einem Prozent. Mehr über Operationen und die damit verbundenen Risiken – und wie sich diese so gering wie möglich halten lassen, erfahren Sie im sechsten Kapitel.

Gutartige Knoten: Beobachten, operieren oder anders behandeln?

Knoten sind die häufigste Schilddrüsenerkrankung. Doch wann muss man etwas tun?Wann reicht es, sie einfach zu beobachten?

Schilddrüsenknoten sind häufig und meist harmlos. Doch bei jedem Knoten, der entdeckt wird, stehen Betroffene sowie Ärztinnen und Ärzte vor der Frage: Sollte der Knoten nur beobachtet werden? Oder ist doch eine Operation die bessere Lösung oder vielleicht eine nichtoperative Behandlung?

Über die allgemein empfohlene Abfolge der einzelnen Untersuchungen, die hier Klarheit verschaffen sollen, haben Sie bereits im dritten Kapitel etwas erfahren: Die Schilddrüse und Halslymphknoten sollten sorgfältig durch Palpation abgetastet werden, die Schilddrüsenwerte TSH, FT4, TPO-Antikörper und Kalzitonin bestimmt und eine Ultraschalluntersuchung und Schilddrüsenszintigrafie durchgeführt werden. Wenn ein Knoten bei der Palpation oder im Ultraschall „suspekt“, also krebsverdächtig, erscheint, kann durch Punktion mit Zelluntersuchung geklärt werden, ob das Krebsrisiko sehr niedrig

(Bethesda-Gruppe 2), erhöht (Bethesda-Gruppen 3 und 4) oder sehr hoch ist (Bethesda-Gruppen 5 und 6). Mit diesen Ergebnissen haben Sie eine gute Grundlage, sich von Ihrer Ärztin oder Ihrem Arzt beraten zu lassen. Am Ende treffen Sie die Entscheidung, ob und wie Ihre Behandlung weitergeht.

Knoten ihr Geheimnis entlocken

Die meisten Schilddrüsenknoten bedürfen, wenn kein Krebsverdacht besteht, keine Beschwerden oder eine Überfunktion damit verbunden sind, wenn überhaupt, nur einer gelegentlichen Kontrolle.

Eine knotenbedingte Überfunktion kann durch Bestimmung des TSH und FT4 in der Regel leicht erkannt werden. Schwieriger einzuordnen sind mögliche Beschwerden im Halsbereich. Denn nicht immer ist klar, ob der oder die festgestellten Knoten Ursache dieser Beschwerden ist beziehungsweise sind. Das sogenannte Globusgefühl, ein Gefühl der Schluckbehinderung, ist eine häufige und typische Folge von Knoten. Aber nicht immer ist der Zusammenhang eindeutig zu klären. Der Ultraschall kann helfen. Hier zeigt sich, an welcher Stelle in der Schilddrüse der oder die Knoten liegen und ob gleichzeitig eine Vergrößerung der Schilddrüse, eine Struma, vorhanden ist. Knoten, die in der Nähe der Luft- oder Speiseröhre liegen, können Atembehinderungen und Schluckstörungen auslösen.

Aber nicht allein der einmal erhobene Ultraschallbefund ist wichtig, sondern auch die „Dynamik" der Beschwerdeentwicklung. Wenn der Knoten groß ist oder über längere Zeit größer geworden ist und in dieser Zeit die Beschwerden zugenommen haben, ist ein Zusammenhang von Knoten und Beschwerden eher wahrscheinlich, als wenn Knoten klein sind und sich nicht viel verändert haben. Es ist also beides wichtig: die Entwicklung Ihrer Beschwerden über die Zeit wie auch der Ultraschallbefund. Bei schneller Größenzunahme in kurzer Zeit sollte aber in jedem Fall eine gezielte und zeitnahe Klärung herbeigeführt werden. In der Regel auch durch eine Punktion.

Eine weitere Krux bei der Behandlungsentscheidung ist, dass kleine Knoten bei fehlenden Beschwerden nicht unbedingt mit kleinem Bösartigkeitsrisiko gleichzusetzen sind. Die häufigste Krebsart der Schilddrüse, das papilläre Karzinom (Seite 116), ist durchaus nicht immer nur der harmlose „Haustierkrebs". Wie das seltene medulläre Karzinom können auch papilläre Karzinome bereits bei geringer Größe von wenigen Millimetern Absiedlungen in Lymphknoten verursachen. Manchmal sind diese Tumoren so klein, dass sie sogar dem Ultraschall entgehen. Es ist daher unbedingt wichtig, bei jeder Schilddrüsenuntersuchung auch die Halslymphknoten mit einzubeziehen, bevor Knoten als unbedenklich eingestuft werden.

KLEIN, ABER HINTERHÄLTIG! Auch kleine Knoten können bösartig sein und zu Absiedlungen führen. Bei auffälligem Ultraschall sollten daher kleine Knoten punktiert werden. Knoten über vier Zentimeter Durchmesser haben ein statistisch höheres Krebsrisiko. Auch diese Knoten sollten bei auffälligem Ultraschall punktiert werden, selbst wenn sie keine Beschwerden verursachen.

Wenn Sie einen oder mehrere Knoten haben, die sich über längere Zeit nicht sehr verändert haben, keine Überfunktion verursachen, keine Beschwerden im Halsbereich machen, und keine Auffälligkeiten im Ultraschall und in der Punktion aufweisen, ist „nur beobachten" in der Regel der richtige Weg. Wenn eines der Kriterien nicht zutrifft, sollte der Befund zumindest kontrolliert werden, eventuell auch durch erneute Punktion.

In der Vergangenheit wurde bei kalten, nicht krebsverdächtigen Knoten manchmal eine medikamentöse Behandlung mit Levothyroxin empfohlen. Mittlerweile ist aber klar, dass Knoten dadurch nicht wie erhofft kleiner werden. Daher wird diese Therapie heute nicht mehr empfohlen. Wenn Sie allerdings auch eine Schilddrüsenunterfunktion haben, spricht bei einem Knoten nichts dagegen, diese medikamentös zu behandeln.

Wann ist Radiojod sinnvoll?

Eine Behandlung mit Radiojod ist nur dann möglich, wenn es sich um warme oder heiße Knoten handelt, die Radiojod aktiv aufnehmen. Das ist bei kalten Knoten nicht der Fall. Die Erfolgsrate der Radiojodbehandlung von autonomen Knoten ist abhängig von der Knotengröße. Knoten von über zwei bis drei Zentimeter Durchmesser eignen sich daher nicht gut für eine Radiojodtherapie.

Auch bei Knotenstrumen, die nicht nur heiße, sondern auch kalte Knoten enthalten, kann eine Radiojodtherapie infrage kommen, sie ist hier allerdings nicht die erste Wahl. Das Ziel der Behandlung ist dann nicht nur die Ausschaltung der autonomen Knoten, sondern auch oder sogar vordringlich die Verkleinerung der Struma. Das kann mit Radiojod bis zu einem gewissen Grad erreicht werden, sodass es zu einer Symptombesserung kommt. Voraussetzung dafür ist jedoch, dass gleichzeitig vorhandene kalte Knoten nicht krebsverdächtig sind.

Wenn Sie ein nicht so großes autonomes Adenom mit Überfunktion in einer ansonsten weitgehend unauffälligen, beschwerdefreien Schilddrüse haben und der Knoten im Ultraschall unverdächtig ist, ist die Radiojodtherapie eine sehr gute, quasi ideale Behandlungsoption. Wegen der mit der medikamentösen Thyreostase potenziell verbundenen Nebenwirkungen sind Thyreostatika zumindest als Langzeittherapie nur in besonderen Ausnahmefällen zu empfehlen. Mehr über die Behandlung autonomer Knoten konnten Sie ab Seite 88 nachlesen.

Wann sollte operiert werden?

Da die Operation gegenüber allen anderen Behandlungsverfahren das größte Risiko hat, sollten alle Behandlungsalternativen vorher abgeklärt und mit Ihrer Ärztin oder Ihrem Arzt eingehend besprochen werden. Das ist auch deshalb besonders wichtig, weil Sie, wenn es tatsächlich zu einer Komplikation kommt, sich selbst oder anderen Vorwürfe machen könnten. Denn dann stellt sich die Frage, ob es tatsächlich richtig war, sich operieren zu lassen. Vielleicht wäre es auch ohne Operation gegangen, selbst wenn damit nicht der gleiche Behandlungserfolg erzielt worden wäre. Schlimmstenfalls stellt sich heraus, dass der Knoten in jeder Hinsicht harmlos und die Operation eigentlich unnötig war, Sie müssen nun aber mit den Folgen der Komplikationen leben. Dieses Szenario ist glücklicherweise selten – wie schon beschrieben, verlaufen die meisten Operationen komplikationslos. Trotzdem ist es vor diesem Hintergrund empfehlenswert, sich vor einer Operation Zeit zu nehmen und in Ruhe für sich und mit Ihrer Ärztin zu klären, ob dies der richtige Weg ist. Mehr darüber erfahren Sie auch im sechsten Kapitel.

BEHANDLUNGSOPTIONEN BEI KNOTEN

Sie haben einen Knoten –
was geschieht nun damit?
Es gibt verschiedene Möglichkeiten.

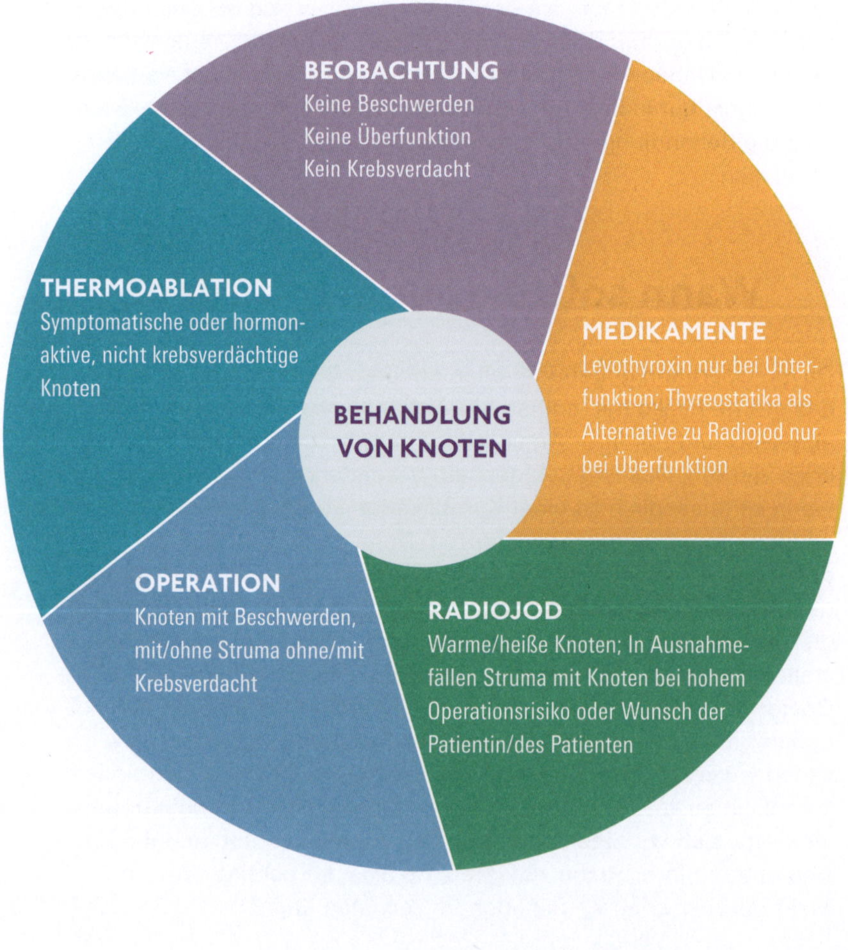

Sieht man einmal von den Risiken einer Operation ab, ist die operative Entfernung von Knoten das schnellste und zugleich sicherste Verfahren, eventuell vorhandene Beschwerden loszuwerden und gleichzeitig auch die Frage der Bösartigkeit durch die mikroskopische Gewebeuntersuchung eindeutig zu klären. Bei suspekten Knoten ist eine Operation nicht allein eine „diagnostische" Maßnahme, sie beseitigt zugleich auch das Problem. Mit allen anderen Therapieverfahren ist eine vollständige Knotenentfernung nicht möglich, sodass ein Restrisiko bezüglich der weiteren Knotenentwicklung in der Zukunft verbleibt.

Damit der Pathologe im Anschluss an die Operation ganz sicher feststellen kann, ob ein Knoten gut- oder bösartig ist, wird in der Regel die ganze Schilddrüsenseite, der ganze sogenannte „Lappen", entfernt. Bei Knoten auf beiden Seiten der Schilddrüse daher meist beide Lappen, das heißt, die gesamte Schilddrüse. Eine Ausnahme hiervon kann sein, wenn auf einer der beiden Seiten nur ein kleiner, nichtsuspekter, größenunveränderter Knoten vorliegt. In diesem Fall ist es durchaus gerechtfertigt, diesen höchstwahrscheinlich harmlosen Knoten in Zukunft nur zu beobachten. Wenn das bei Ihnen der Fall ist, sollten Sie mit Ihrer Chirurgin oder Ihrem Chirurgen sprechen und die Vor- und Nachteile beider Vorgehensweisen sorgfältig abwägen.

Der Vorteil einer nur auf einer Seite durchgeführten Lappenentfernung ist, dass Sie zumindest einen Teil Ihrer Eigenproduktion von Schilddrüsenhormonen behalten und nicht vollständig auf Schilddrüsentabletten angewiesen sind. Nachteil einer Teilentfernung bei der Knotenstruma ist, dass das Risiko neuer Knoten im verbleibenden Schilddrüsengewebe bestehen bleibt und später gegebenenfalls einen erneuten Eingriff erfordert.

GEWICHTSZUNAHME NACH TOTALENTFERNUNG: Wird die Schilddrüse entfernt, kommt es nicht selten zu einer Gewichtszunahme, mehr dazu auf Seite 163. Ob diese durch den Teilerhalt der Schilddrüse bei einseitiger Lappenentfernung seltener ist oder ganz vermeidbar, ist allerdings noch immer unklar.

Generell lässt sich sagen: Wenn Sie Knoten haben, die Beschwerden machen, und/oder eine große Struma mit Knoten, wenn sowohl kalte als auch heiße Knoten vorliegen, und wenn Bösartigkeitsverdacht besteht, ist für Sie die Operation in der Regel eine gute Wahl. Die

Operation hat zwar Risiken, aber sie ist das einzige Verfahren, das den oder die Knoten vollständig beseitigt und etwaige Risiken für die Zukunft sicher ausschließt.

Ein neues, schonendes Verfahren

Angesichts der enormen Häufigkeit von Schilddrüsenknoten und der Tatsache, dass etwa 90 Prozent davon gutartig und symptomlos sind, ist aktuell die größte Sorge weniger, dass Knoten übersehen werden, sondern vielmehr, dass es zu einer Überdiagnostik und Übertherapie kommt. Auch deshalb ist es wichtig, ein einfach anzuwendendes, risikoarmes und wenig belastendes Alternativverfahren zur Radiojodtherapie oder Operation zu finden.

In den letzten beiden Jahrzehnten sind neue technische Verfahren entwickelt worden, die zunehmend Verbreitung finden. Von verschiedenen Fachgesellschaften aus Asien und Europa, auch Deutschland, sind dazu Behandlungsempfehlungen erarbeitet und publiziert worden. Übereinstimmender Konsens ist, dass mit diesen Techniken nur Knoten mit Beschwerden und/oder Überfunktion, aber ohne Krebsverdacht, behandelt werden sollten.

Die neuen Techniken der operations- und radiojodfreien Knotenbehandlung werden unter dem Oberbegriff „Thermoablation" zusammengefasst. Anders als diese Bezeichnung vermuten lässt, werden die Knoten damit nicht vollständig beseitigt – fachsprachlich „abladiert" –, sondern es wird lediglich ihr Volumen, also ihre Größe reduziert. Eben deshalb ist die Voraussetzung für den Einsatz der Technik, dass kein Bösartigkeitsverdacht besteht. Im Zweifelsfall sollte also eine Punktion durchgeführt werden.

Zur Thermoablation werden folgende Techniken eingesetzt: Radiofrequenzablation (RFA), Mikrowellenablation (MWA), Laserablation (LA) und Hochintensiv gezielter Ultraschall (High Intensity Focus Ultrasound, HIFU). Bei den ersten drei genannten Methoden wird eine Sonde in den Knoten eingeführt und das Knotengewebe zerstört, bei der HIFU ist die Einführung einer Sonde nicht erforderlich. Insbesondere bei zystischen Knoten kann auch eine Alkoholverödung erfolgreich sein.

Die Erfolgsraten der Thermoablation wurden in den vergangenen Jahren am besten für die Radiofrequenzablation und die Laserablation untersucht. Sie unterscheiden sich bei beiden Verfahren nicht wesentlich. In erfahrener Hand betragen die Erfolgsraten in Abhängigkeit vom Ausgangsvolumen des Knotens nach zwölf Monaten 50 bis 90 Prozent. Bei autonomen Knoten ist die Erfolgsrate etwas niedriger als nach Radiojodtherapie.

Die Thermoablation erfolgt ohne Vollnarkose, sie ist weitgehend schmerzfrei, hinterlässt keine Narben und ist ambulant durchführbar. Die RFA dauert etwa 30 bis 60 Minuten, die Kosten werden mit etwa 2300 bis 2800 Euro beziffert und von der Krankenkasse übernommen. Nebenwirkungen können kleine, meist schnell rückläufige Blutungen sein, oder Wundinfekte, wenn Sonden eingesetzt werden. Selten sind Erbrechen, Husten und Hautbeeinträchtigungen an den Nadeleinstichstellen.

RISIKO FÜR STIMMBANDNERVEN: Es wurden auch Lähmungen des Stimmbandnerven berichtet. Knoten in der Nähe des zu vermutenden Nervenverlaufs sollten daher nicht thermoabladiert werden. Zur Vermeidung einer beidseitigen Stimmbandlähmung muss daher auf die Thermoablation auch dann verzichtet werden, wenn der Stimmbandnerv der anderen Schilddrüsenseite bereits gelähmt ist.

Gegenanzeigen zur Thermoablation sind Ausdehnung des Knotens in den Brustkorb, Schwangerschaft, Schrittmacher und Blutungsrisiken beziehungsweise Antikoagulanzien-Therapie, zum Beispiel mit Marcumar.

Das Hauptproblem bei der Beurteilung der Thermoablation ist, dass noch keine ausreichend kontrollierten Langzeituntersuchungen mit über fünfjähriger Beobachtungszeit vorliegen. Außerdem haben alle genannten Verfahren der Thermoablation den Nachteil gegenüber der Operation, dass nach aktuellem Kenntnisstand in etwa zehn bis 15 Prozent Rezidive auftreten, also ein erneutes Knotenwachstum.

Kurz gesagt: Die Thermoablation ist eine weitgehend schmerzfreie, nebenwirkungsarme, ambulant durchführbare Technik. Ohne Radiojod oder Operation kann eine über fünfzigprozentige Knotenverkleinerung erreicht werden. Bei symptomatischen, bei hormonaktiven Knoten und Knoten ohne Krebsverdacht ist daher die Thermoablation ein zumindest vorübergehend gut wirksames Verfahren, das die therapeutischen Möglichkeiten der Knotenbehandlung sinnvoll erweitert.

MUSS ICH MIR SORGEN MACHEN?

Sie haben bereits einiges über Schilddrüsenerkrankungen erfahren. Für fast alles gibt es Lösungen. Aber was bedeutet das für Sie persönlich? Lesen Sie nun, worauf Sie sich einstellen sollten und wie Sie damit umgehen können.

Hashimoto oder Basedow: Für beides gibt es Wege

Beide Autoimmunerkrankungen sind gut behandelbar. Es ist aber nicht immer leicht, den passenden Weg zu finden.

Hashimoto und Basedow sind zwei sehr unterschiedliche Autoimmunerkrankungen. Die eine zerstört, die andere stimuliert. Unterfunktion auf der einen Seite, Überfunktion auf der anderen Seite. Beides kann das Leben auf den Kopf stellen. Beim Basedow meistens im Kindes- und Jugendalter, bei Hashimoto im jungen Erwachsenenalter, selten sehr viel später.

Wie stark die Erkrankung das Leben beeinflusst, hängt unter anderem auch davon ab, wann sie auftritt. Jedes Lebensalter hat seine Besonderheiten. Pubertät, die Zeit des Erwachsenwerdens, die der Berufswahl, die ersten Jahre im Beruf, Freunde, Familie, Partnerschaften, Schwangerschaft. All das kann durch eine Über- oder Unterfunktion erheblich beeinflusst werden.

Allgemein lässt sich sagen: Je früher die Erkrankung auftritt, je länger sie andauert, desto mehr kann sie Ihren Alltag beeinträchtigen. Sie haben Arzttermine – in dieser Häufigkeit möglicherweise etwas ganz Neues für Sie. Sie haben Blutabnahmen und Ultraschalluntersuchungen, Sie müssen eventuell eine Punktion über sich ergehen lassen. All das kann Ihr Lebensgefühl beeinträchtigen. Bei Arztbesuchen denken Sie: „Was ist jetzt? Was sagt die Ärztin? Ist es besser geworden, oder vielleicht schlechter?" Das kann belastend sein. Es kann auch sein, dass Sie zwischenzeitlich stärkere Beschwerden haben. Aber ebenso kann es Phasen geben, in denen Sie sich (fast) gesund fühlen.

Sprechen Sie – wenn möglich – auch mit anderen Betroffenen, etwa im Rahmen einer Selbsthilfegruppe. Ideal ist es, wenn Ihre Ärztin auch zwischen den Terminen für Sie erreichbar ist, wenn Sie Rat und Hilfe brauchen.

Betroffen, aber nicht krank?

Erhöhte TPO-Antikörper, das laborchemische Zeichen der Hashimoto, werden bei zehn bis zu 20 Prozent der Bevölkerung nachgewiesen. Allerdings ist die Dunkelziffer nur schwer kalkulierbar, da die Antikörper nicht bei allen Schilddrüsenuntersuchungen bestimmt werden. Erhöhte Antikörperwerte bedeuten nicht automatisch, dass Sie jetzt krank sind. Es haben sicher wesentlich mehr Menschen TPO-Antikörper, als wir wissen, und wesentlich mehr, als dadurch Beschwerden haben.

Wenn Ihre Ärztin bei einer Schilddrüsenuntersuchung, bei der sie mehr oder weniger aus Routine auch die Antikörper hat bestimmen lassen, sagt: „Oh, Ihre Antikörper sind ja erhöht", dann heißt es erst mal „ruhig Blut". Das Vorliegen der TPO-Antikörper bedeutet nicht, dass Sie nun krank sind. Die Werte sollten allerdings regelmäßig kontrolliert werden, weil sich bei längerer Dauer der Erhöhung und mit steigenden Werten die Wahrscheinlichkeit erhöht, dass Sie eine Unterfunktion bekommen.

Auch die Gene spielen eine Rolle: Aus wissenschaftlichen Untersuchungen ist mittlerweile bekannt, dass bei etwa drei Viertel der Hashimoto-Erkrankten eine genetische Veranlagung zu Autoimmunerkrankungen besteht. Genauer gesagt hat man festgestellt, dass in Familien, in denen gehäuft Autoimmunerkrankungen der Schilddrüse aufgetreten sind, bestimmte Gewebemerkmale auf den Blutzellen nachweisbar sind. Dabei handelt es sich um Antigene, das heißt, Oberflächenstrukturen auf den Blutzellen, die eine Antikörperreaktion wie die der TPO-Antikörper auslösen können.

Wenn bei mehreren verwandten Familienmitgliedern Autoimmunerkrankungen der Schilddrüse aufgetreten sind, ist daher wahrscheinlich, dass Sie eine Veranlagung dazu haben. Ist das schlimm? Nein, erst mal nicht. Es bedeutet auch nicht, dass Sie zwangsläufig anfälliger für andere Erkrankungen sind. Es bedeutet aber, dass Sie ein höheres Risiko haben, dass die TPO-Erhöhung nicht nur vorübergehend ist, sondern ein Zeichen dafür, dass tatsächlich eine Immunstörung Ihrer Schilddrüse vorliegt. Sie müssen also damit rechnen, dass die Erkrankung früher als bei nicht genetisch Veranlagten zur Unterfunktion führt. Ein Grund mehr, die TPO-Antikörper regelmäßig kontrollieren zu lassen, um zu wissen, wo die Reise hingeht. Und es empfiehlt sich, dass Sie sich mit den möglichen Symptomen einer Unterfunktion, die wir in den vorderen Kapiteln nannten, vertraut machen, um diese richtig zu deuten, falls sie bei Ihnen auftreten.

Das Dilemma bei Hashimoto

Die Antikörper- und Schilddrüsenwerte verraten vieles – aber leider nicht alles. Aus der Höhe der Antikörperwerte lässt sich nämlich nicht unbedingt schließen, ob und gegebenenfalls welche Beschwerden Folge der Autoimmunerkrankung sind und welche nicht. Die Hashimoto hat – je nach Intensität – nicht nur eine Störung der Schilddrüsenfunktion zur Folge, sondern auch eine Störung des Immunsystems. Diese Störung betrifft vornehmlich die Schilddrüse, sie kann sich aber auch auf andere Organe des Körpers auswirken. Wenn eine Unterfunktion festgestellt wurde, ist natürlich als Erstes wichtig, diese mit Levothyroxin zu behandeln. Doch auch nach Wiederherstellung einer normalen Stoffwechsellage mit normalen TSH- und FT4-Werten können die Beschwerden infolge des gestörten Immunsystems weiterhin bestehen.

Da das Immunsystem vielfältigen Einflüssen unterliegt, führt die Hashimoto zu schwankenden Hormonausschüttungen. Erst nach längerer Zeit stellt sich, wenn die Schilddrüse „ausgebrannt" ist, eine einigermaßen stabile Unterfunktion ein. Bis das der Fall ist, kann es zwischenzeitlich allerdings nicht nur zur Verringerung, sondern auch zur Erhöhung der Hormonausschüttung kommen. Wechselbäder der Gefühle sind die Folge. Die Einnahme von Schilddrüsenhormontabletten kann dann zum Problem werden.

WOHLFÜHLDOSIS NICHT IN SICHT: Bei ausgeprägter Immunstörung ändert sich die Hormonleistung der Schilddrüse schneller, als die Dosis der Schilddrüsentabletten darauf eingestellt werden kann. Das liegt an der Halbwertszeit des Thyroxins von sieben bis zehn Tagen. Ihre Beschwerden sind dann nicht Folge des eingenommenen Hormons, sondern Folge der wechselnden Immunaktivität in der Schilddrüse.

Leider gibt es bis heute keine Medikamente, die in einer solchen Situation das Immunsystem wirksam beeinflussen und gezielt helfen können. Welche Möglichkeiten Sie haben, Ihr Immunsystem beispielsweise durch die Ernährung zu unterstützen, erfahren Sie im siebten Kapitel. Eines ist jedoch in jedem Fall wichtig: Sie sollten sich, wenn Sie in dieser Situation sind, nicht vermehrt Jod zuführen, auch nicht als Kombination mit Levothyroxin, da dieses die Funktionsstörung verstärken kann.

Wenn die Entfernung der Schilddrüse eine gute Option ist

Bevor Sie weiterlesen, noch ein paar Worte zur Beruhigung: Hashimoto ist sehr verbreitet, und in den meisten Fällen sind die Beschwerden gut behandelbar oder sogar so gering ausgeprägt, dass gar keine Behandlung erforderlich ist. Wenn Sie Medikamente nehmen, kann es sein, dass die Suche nach Ihrer Wohlfühldosis etwas länger dauert (siehe Seite 83) oder dass hin und wieder nachjustiert werden muss. Aber auch dieses Problem bekommt man in vielen Fällen in den Griff, das Leben geht dann trotz der Erkrankung weitestgehend normal weiter.

Zur Wahrheit gehört aber auch: Es gibt Betroffene, denen Hashimoto das Leben nicht nur schwer, sondern zeitweise nahezu unerträglich macht. Die beschriebenen Wechselbäder der Gefühle hören nicht auf, die passende Dosis ist einfach nicht zu finden, die Symptome gehen kaum zurück. In diesem Fall kommt manchmal der Wunsch auf, das Problem endgültig aus der Welt zu schaffen, sprich, sich die Schilddrüse entfernen zu lassen.

Die operative Entfernung der Schilddrüse bei Hashimoto wurde lange Zeit als übertrieben angesehen. Man dachte, dass die am Ende der Hashimoto stehende Unterfunktion gut mit der Einnahme von Schilddrüsenhormonen behandelt werden kann. Leider ist das aber nicht immer die Lösung des Problems, wie Sie bereits erfahren haben, sondern manchmal sogar die Ursache neuer Probleme.

Die bislang dazu vorliegenden Studienergebnisse zur Entfernung der Schilddrüse bei Hashimoto sind durchaus ermutigend. In einer prospektiv kontrollierten skandinavischen Untersuchung aus dem Jahr 2019 wurden 147 Patientinnen und Patienten mit Hashimoto analysiert, die entweder nur medikamentös oder operativ durch Entfernung der Schilddrüse behandelt wurden. Die Ergebnisse waren überraschend: Die Lebensqualität nach vollständiger Schilddrüsenentfernung stieg signifikant an, nach nur medikamentöser Behandlung blieb sie unverändert. Der Müdigkeitsindex halbierte sich nach der Operation, in der medikamentös behandelten Gruppe nahm er nur geringfügig ab. Die TPO-Antikörper fielen bei den Operierten um 92 Prozent ab, bei den nur medikamentös Behandelten lagen sie nur mäßig niedriger als zu Beginn.

Diese Ergebnisse müssen durch weitere Untersuchungen bestätigt werden, bevor daraus allgemeine Behandlungsempfehlungen abgeleitet werden. In Fällen, bei denen die Therapie mit Schilddrüsenhormonen jedoch unbefriedigend bleibt und immer wieder sehr unangenehm schwankende Hormonstörungen auftreten, kann die Entfernung der Schilddrüse eine Option sein. Wichtig ist in jedem Fall, dass Sie sich dann an eine Klinik wenden, in der die Komplikationsraten bei dieser nicht einfachen Operation niedrig sind. Fragen Sie Ärztinnen, Ärzte und Betroffene. Lassen Sie sich für diese Entscheidung ausreichend Zeit. Werfen Sie hierzu einen Blick auf die Seiten 111, 118 und lesen Sie das Unterkapitel ab Seite 120.

Mehrere Möglichkeiten bei Morbus Basedow

Der Basedow ist sehr viel seltener als die Hashimoto, aber auch er kann wie die Hashimoto mit anderen Autoimmunerkrankungen einhergehen: zum Beispiel rheumatoide Arthritis, Vitiligo (sogenannte Weißfleckenkrankheit der Haut), perniziöse Anämie (Vitamin-B_{12}-Mangel) oder Nebennierenunterfunktion (Morbus Addison) oder anderen. Das heißt natürlich nicht, dass Sie all diese Erkrankungen bei der Basedow-Diagnose quasi mitgeliefert bekommen. Es ist aber sinnvoll, sich des Risikos bewusst zu sein, um entsprechende Erkrankungen frühzeitig erkennen und behandeln zu können.

Ganz im Vordergrund der Basedow-Erkrankung steht die Überfunktion. Etwa die Hälfte der Erkrankten haben zudem Augensymptome, eine endokrine Orbitopathie, die Probleme machen kann.

AUCH ZUM AUGENARZT: Die mit dem Basedow verbundene Augenerkrankung wird in diesem Buch nicht vertieft besprochen, weil es hier vor allem um die Schilddrüse geht. Sie sollten aber bei diesen Symptomen auf jeden Fall auch eine Augenärztin oder einen Augenarzt hinzuziehen, die oder der idealerweise Erfahrungen mit dieser Erkrankung hat.

Wie Sie bereits erfahren haben (Kapitel 4), ist die Überfunktion bei Basedow meist besser behandelbar als die Unterfunktion bei Hashimoto. Es besteht zudem eine realistische Chance, dass sich die Erkrankung unter Hormonblockern bessert und ganz ausheilt.

Schwierig wird es, wenn dies nicht geschieht, wenn die Erkrankung nach der Behandlung mit Hormonblockern zurückkehrt, was als Rezidiv bezeichnet wird. Dann haben Sie die Qual der Wahl – Sie müssen entscheiden zwischen verschiedenen Behandlungsoptionen, die alle Vor-, aber auch Nachteile haben. Die eine Variante ist, es noch mal mit Hormonblockern zu probieren und auf Besserung zu hoffen. Die Chance ist dann mit nur 30 Prozent zwar geringer, besteht aber immer noch. Weit bessere Chancen, das Problem dauerhaft zu lösen, bietet jedoch eine sogenannte „definitive Therapie", also eine Radiojodtherapie oder eine Operation.

Die Radiojodtherapie wird in Deutschland in nuklearmedizinischen Abteilungen durchgeführt. Mehr darüber können Sie auf Seite 89 nachlesen. Für eine Operation ist die Chirurgie zuständig. Fragen Sie Ihre Ärztin, wo und bei wem Sie sich dazu am besten beraten lassen. Es gibt nicht nur medizinische Gründe, sich für die eine oder andere Behandlung zu entscheiden. Nach entsprechender fachärztlicher Beratung sollten Sie auch für sich selbst klären, welche Behandlung für Sie persönlich die richtige ist. Das ist ganz wichtig, denn nur Sie selbst wissen, welche Vor- oder Nachteile der jeweiligen Therapie für Sie die größte Bedeutung haben.

Wenn Sie zum Beispiel beruflich sehr auf Ihre Stimme angewiesen sind, würde Sie eine Stimmbandlähmung nach einer Operation besonders hart treffen und es Ihnen unter Umständen unmöglich machen, Ihren Beruf so wie bisher auszuüben. Dann wäre die Entscheidung für eine Radiojodtherapie wahrscheinlich die richtige. Im Fall einer großen Struma könnte andererseits die Operation zu bevorzugen sein, weil die dann erforderliche Radiojoddosis bei einer Radiojodtherapie sehr hoch wäre. Auch könnte eine weitere Behandlung erforderlich werden, wenn die erste nicht ausgereicht hat.

Es kann auch sein, dass Sie eine Operation bevorzugen, weil Sie den Basedow möglichst schnell loswerden wollen. Eine Radiojodtherapie braucht ein paar Wochen, bis sie wirkt. Haben Sie wiederum Augensymptome, spricht das eher für eine Operation, weil sich nach einer Radiojodtherapie die Augensymptome verschlechtern können. Sie stehen also vor einer schwierigen Entscheidung. Seien Sie trotzdem zuversichtlich. Das Gute ist: Die Überfunktion beim Basedow, das Feuer in Ihrem Körper, kann am Ende erfolgreich beseitigt werden. Entweder schon zu Beginn durch Thyreostatika oder, wenn das nicht ausreicht, durch die Radiojodtherapie oder eine Operation. Verschiedene Untersuchungen haben gezeigt, dass die Lebensqualität nach einer Operation besser ist als nach einer Radiojod-

SO TREFFEN SIE EINE GUTE ENTSCHEIDUNG

Oft haben Sie die Wahl zwischen Alternativen. Was hilft Ihnen, sich zu entscheiden?

Ärztlicher Rat: Wozu rät Ihr Arzt? Und vor allem: Warum rät er Ihnen dazu? Wie sicher ist er sich? Wenn Ihnen das noch nicht klar ist, fragen Sie nach. Eventuell hilft auch eine Zweitmeinung.

Verstehen: Wissen Sie genug über die Erkrankung und die Behandlungsoptionen mit allen Vor- und Nachteilen? Lesen Sie in diesem Buch, recherchieren Sie bei Bedarf noch mehr. Fragen Sie Ihren Arzt, wenn Ihnen etwas unklar ist.

Prioritäten: Was bedeuten die Chancen und Risiken für Sie persönlich? Wollen Sie zum Beispiel das Problem schnellstmöglich loswerden? Oder gibt es Komplikationen, die für Sie besonders schlimm wären? Machen Sie sich klar, was Ihnen wichtig ist.

Bauchgefühl: Wie fühlen Sie sich, wenn Sie an Ihre Optionen denken? Ihr Bauch sollte mitreden dürfen. Die Fakten sprechen für eine Behandlung, dennoch haben Sie ein „ungutes Gefühl"? Dann versuchen Sie, den Grund herauszufinden.

Reden: Wenn Sie möchten, sprechen Sie mit Angehörigen und Freunden über die anstehende Entscheidung, Ihre Ängste und Hoffnungen. Auch die Perspektive anderer Betroffener kann wertvoll sein, etwa in einer Selbsthilfegruppe (Seite 172).

Zeit und Abstand: In fast allen Fällen haben Sie Zeit, in Ruhe abzuwägen. Lassen Sie sich daher nicht drängen! Manchen Menschen hilft auch räumlicher Abstand, etwa ein Wochenende im Grünen, um klarer zu sehen und gut zu entscheiden.

therapie. Vorhersehen kann man das im Einzelfall allerdings nicht. Sie müssen daher für sich entscheiden, worauf es Ihnen in Ihrer Situation am meisten ankommt. Nachteil beider Verfahren, der Radiojodtherapie wie der Operation, ist, dass Sie lebenslang auf die Einnahme von Schilddrüsenhormontabletten angewiesen sind.

Beeinflusst der Morbus Basedow Ihr Leben? Ja, zumindest so lange, wie die Behandlung dauert. Wenn diese erfolgreich abgeschlossen ist, können Sie in der Regel wie bisher weiterleben. Die Tabletteneinnahme nach Radiojodtherapie oder Operation schränkt Ihre Leistungsfähigkeit nicht ein. Nach anfänglichen Kontrollen können Sie davon ausgehen, dass die LT4-Dosis auch in Zukunft für Sie passen wird. Lassen Sie die Schilddrüsenwerte in größeren Abständen, zum Beispiel jährlich, kontrollieren. Aber sprechen Sie Ihre Ärztin oder Ihren Arzt darauf an, wenn Ihr inneres Gleichgewicht noch nicht so ist wie vor der Erkrankung. Dann sollte die Dosis eventuell korrigiert oder auf ein anderes Medikament umgestiegen werden.

Nur beobachten – was bedeutet das?

Eine Behandlung ist nicht nötig, es reicht, das Problem zu beobachten. Viele Betroffene sind trotzdem beunruhigt.

Eine Schilddrüsenerkrankung kann – je nach Art und Ausprägung – große Sorgen machen. Aber muss man gleich etwas dagegen unternehmen? Wie Sie schon erfahren haben, ist das nicht immer der Fall. Das ist für viele erleichternd. Es kann aber auch ein ungutes Gefühl zurückbleiben. Wird hier vielleicht ein gefährliches Problem ignoriert? In der Regel lautet die Antwort darauf: Nein. Schon deshalb nicht, weil „nicht behandeln" nicht gleichzusetzen ist mit „nichts tun".

Beobachten heißt kontrollieren. Der zeitliche Abstand der Kontrollen hängt vom Ausgangsbefund ab. Es ist daher wichtig, zu erkennen, wenn sich etwas ändert, das nun doch eine Behandlung erfordert. Das ist einerseits Aufgabe der Ärztinnen und Ärzte, aber andererseits sind es auch die Betroffenen selbst, die, auch zwischen den Terminen, auf Warnsignale achten sollten. Schon deshalb ist es wichtig, die eigene Erkrankung zu verstehen und mögliche Symptome und Risiken zu kennen.

Notfälle sind selten

Unbestritten gibt es Handlungsbedarf bei manifester Über- oder Unterfunktion. Denn bei längerer Dauer einer Über- oder Unterfunktion können vor allem an den von den Schilddrüsenhormonen am meisten abhängigen Organen, Herz und Hirn, Folgeerscheinungen auftreten, die bedrohlich sind. Wer entsprechende Symptome bei sich bemerkt (Seite 24 und Seite 25), sollte daher auf keinen Fall zögern, zeitnah einen Arzttermin zu machen und mit einer Behandlung zu starten.

„ZEITNAH" HEISST NICHT „SOFORT": Anders als zum Beispiel bei einer akuten Blinddarmentzündung oder einem Darmdurchbruch haben Sie bei einer Funktionsstörung der Schilddrüse meistens genug Zeit, mit Ihrer Ärztin oder Ihrem Arzt alles in Ruhe zu besprechen, die nötigen Untersuchungen durchführen zu lassen und sich dann zu entscheiden.

Notfallsituationen mit akutem Behandlungsbedarf sind bei Schilddrüsenerkrankungen überaus selten. Dazu zählt die sogenannte thyreotoxische Krise, die durch eine unbehandelte Überfunktion oder auch durch ein Überangebot von Jod bei jodhaltigen Kontrastmitteln ausgelöst werden kann. Bei der thyreotoxischen Krise kommt es zu einer massiven lebensbedrohlichen Überfunktion, die schnellstens durch hoch dosierte Hormonblocker und andere Medikamente behandelt werden muss. Meistens ist dazu eine Intensivüberwachung erforderlich. Manchmal auch eine Operation, wenn die Medikamente nicht ausreichend anschlagen.

Länger nur beobachten kommt daher bei einer Überfunktion nicht infrage. Bei der Unterfunktion ist es etwas anders. Wenn „nur" eine latente Unterfunktion ohne Beschwerden vorliegt, kann zunächst durchaus abgewartet werden. Ein nachweisbar negativer Effekt auf die verschiedenen Organe wurde erst bei einem TSH über 10 nachgewiesen.

Mein Knoten und ich

Wenn bei Ihnen ein oder mehrere Knoten nachgewiesen wurden, die aller Wahrscheinlichkeit nach gutartig sind und nicht mit einer Überfunktion verbunden sind, ist das quasi der klassische Fall, bei dem „nur beobachten" ein guter Weg ist.

Ob vielleicht doch etwas getan werden muss, hängt im Wesentlichen davon ab, ob und welche Beschwerden Sie haben. Knoten, die beim Ultraschall in der Nähe von Luft- oder Speiseröhre gesehen werden, können Atem- oder Schluckbeschwerden, auch Druckgefühl, verursachen. Da Knoten nur in den seltensten Fällen von allein schrumpfen, werden Sie diese lästigen Beschwerden nicht los, wenn Sie nichts unternehmen. Autonome Knoten können durch Radiojodtherapie, Operation oder Thermoablation behandelt werden. Kalte Knoten wegen der fehlenden Radiojodaufnahme nur durch Operation oder bei fehlenden Hinweisen für Bösartigkeit auch durch Thermoablation. Aber auch wenn Sie keinerlei Beschwerden haben, kann es sein, dass Sie „endlich Ruhe" haben und sich nicht immer wieder Kontrollen unterziehen wollen. Hinzu kommt: Selbst wenn der Knoten aller Wahrscheinlichkeit nach gutartig ist, völlige Gewissheit gibt nur eine Operation. Bei Menschen, die sehr große Angst vor Krebs haben, kann eine Operation daher auch aus diesem Grund die richtige Wahl sein. Hier zeigt sich wieder einmal: Medizinische Fakten sind nicht alles. Auch Ihre persönlichen Wünsche (oder in diesem Fall Ängste) zählen und sollten im Arztgespräch und bei der Wahl der Behandlung eine Rolle spielen.

Wenn Sie damit einverstanden sind, den Knoten nur beobachten zu lassen, wird Ihr Leben voraussichtlich ganz normal weitergehen. Es ist dann wichtig und sinnvoll, den oder die Knoten durch Ultraschall in bestimmten Abständen kontrollieren zu lassen. Nehmen Sie diese Termine wahr. Falls die Abstände zwischen den Terminen groß sind (was durchaus in Ordnung sein kann), kann es sein, dass Sie sich aktiv melden müssen, um den nächsten Kontrolltermin zu vereinbaren. Machen Sie sich dafür am besten eine Erinnerung in Ihren Kalender.

Der Knoten ist bösartig – was nun?

Schilddrüsenkrebs ist selten.
Wenn es Sie dennoch trifft,
ist das natürlich ein Schock.
Doch es besteht Grund zur Hoffnung.

Sie haben nun viel von harmlosen Knoten gelesen oder solchen, die nur durch lästige Beschwerden im Halsbereich auffallen oder einen Hormonüberschuss produzieren. Immer wieder haben Sie gelesen, dass Schilddrüsenknoten verbreitet, bösartige Knoten aber extrem selten sind. Natürlich lassen Sie trotzdem alle Untersuchungen über sich ergehen, um das abzuklären – und dann geschieht das: „Sie haben Schilddrüsenkrebs", sagt Ihre Ärztin, nachdem sie Ihre Schilddrüse mit Ultraschall untersucht und eine Punktion gemacht hat. Die Welt bricht über Ihnen zusammen. „Was kommt jetzt? Operation, Bestrahlung, Chemotherapie? Werde ich daran sterben?" Ihre Ärztin wird sagen: „Nein, Sie werden aller Wahrscheinlichkeit daran nicht sterben. Schilddrüsenkrebs ist im Gegensatz zu vielen anderen Krebsarten ein meist langsam verlaufender und nur selten zum Tode führender Krebs." Das ist im Prinzip richtig, aber … Um das „aber" zu verstehen, müssen Sie zunächst einiges wissen.

Krebs ist nicht gleich Krebs

Es gibt verschiedene Krebsarten der Schilddrüse. Insgesamt fünf Haupttypen, und davon noch mehrere Untergruppen, die sich alle jeweils ganz unterschiedlich verhalten. Sie haben quasi ein Eigenleben, wie Menschen auch. Schilddrüsenkarzinome sind – je nach Typ – und Untergruppe unterschiedlich in ihrer Gefährlichkeit, von kaum oder fast gar nicht bis außerordentlich bösartig. Deshalb sind auch die Behandlungsverfahren sehr unterschiedlich. Sie richten sich danach, um was für einen Krebstyp und welche Untergruppe es sich handelt. Generell gilt, dass Karzinome der Schilddrüse, wie andere bösartige Tumoren auch, eine sehr viel bessere Prognose haben, wenn sie noch nicht zu Absiedlungen, Metastasen, in die Lymphknoten und ferne Organe geführt haben. Deshalb ist es so wichtig, sie frühzeitig durch Ultraschall und Punktion zu entdecken.

Bei den verschiedenen Karzinomtypen ist zu unterscheiden zwischen den meist günstig verlaufenden gut differenzierten, das heißt papillär oder follikulär gebauten Karzinomen, und den medullären Karzinomen (siehe Seite 146). Papilläre Karzinome sind mit etwa 80 Prozent aller Schilddrüsenkarzinome der bei Weitem häufigste Schilddrüsenkrebs. Zugleich sind sie in den meisten Fällen gut durch Operation und gegebenenfalls nachfolgende Radiojodtherapie behandelbar. Sie haben, von wenigen Ausnahmen abgesehen, selbst dann eine gute Prognose, wenn bereits Metastasen in Lymphknoten aufgetreten sind und durch die Operation entfernt wurden. Papilläre Karzinome metastasieren bevorzugt in die Halslymphknoten, follikuläre Karzinome dagegen in ferne Organe, nur selten in Lymphknoten. Medulläre Karzinome metastasieren frühzeitig in Lymphknoten und nicht selten in andere Organe. Da medulläre Karzinome kein Radiojod aufnehmen, kommt eine Radiojodtherapie nicht in Betracht. Am ungünstigsten sind die anaplastischen Karzinome. Sie führen sehr oft durch ausgedehntes organüberschreitendes Wachstum in die Halsweichteile und durch Fernmetastasen zum Tode. Es gibt jedoch, wenn eine Operation nicht möglich ist, auch für diesen sehr seltenen, nur in weniger als fünf Prozent vorkommenden Karzinomtyp außer der Strahlentherapie neue medikamentöse Therapieverfahren, die Anlass zur Hoffnung geben.

DEN SCHOCK VERARBEITEN: Schilddrüsenkrebs ist selten, und die gefährlichste Krebsart ist die seltenste von allen. Umso schwerer ist es, damit umzugehen, wenn es einen dennoch trifft. Hier können Selbsthilfegruppen und Krebsberatungsstellen helfen, aber auch spezialisierte Therapeuten. Das gilt natürlich für alle Arten von (Schilddrüsen-)Krebs.

Die Behandlungskonzepte bei Schilddrüsenkarzinomen haben sich erheblich verändert. Dafür sind zwei Gründe verantwortlich: In den meisten Ländern wurde eine teils deutliche Zunahme insbesondere kleiner papillärer Karzinome beobachtet. Nicht selten handelte es sich um reine Zufallsbefunde. Und zum anderen hat man gesehen, dass diese kleinen sogenannten Mikrokarzinome eine genauso gute Prognose haben, wenn sie weniger „aggressiv" als früher behandelt werden: also durch weniger ausgedehnte Operationen und ohne Radiojodtherapie.

Manchmal reicht nur beobachten

Sie haben richtig gelesen: Sogar bei Krebs gibt es die Option „nur beobachten". Das mag Sie überraschen. Und wahrscheinlich ist dieser Gedanke für Sie zunächst unangenehm: Krebs will man nicht beobachten – den will man loswerden! Autopsiestudien und verschiedene Beobachtungsstudien haben jedoch gezeigt, dass Mikrokarzinome, also papilläre Kleinkrebse unter 1 cm Durchmesser, sich ohne jede Behandlung oft jahrelang nicht verändern. Es kommt nur selten zu Wachstum oder Metastasen. Bei papillären Karzinomen über einem Zentimeter und allen anderen Karzinomen ist das häufig. Diese müssen dann in jedem Fall operiert werden.

Für eine zunächst alleinige Beobachtung kommt damit nur das sogenannte papilläre Mikrokarzinom infrage. Und das auch nur dann, wenn im Ultraschall keine Lymphknotenmetastasen gesehen wurden, und wenn der Tumor nicht dicht an der Schilddrüsenkapsel oder in der Nähe von Luft- oder Speiseröhre liegt. Auch das Ergebnis der Punktion kann bei dieser Entscheidung wichtig sein. Wenn die vom Pathologen untersuchten Zellen besondere Merkmale aufweisen, die trotz der geringen Tumorgröße für erhöhte Bösartigkeit sprechen, muss ebenfalls operiert werden, auch wenn es sich nur um ein Mikrokarzinom handelt.

In Asien, wo diese Tumoren besonders häufig sind, wurden in den letzten 20 Jahren zu dieser Frage viele Untersuchungen durchgeführt. Wenn durch Punktion ein papilläres Mikrokarzinom festgestellt wurde, konnten die Betroffenen zwischen einer Operation oder zunächst initialer Beobachtung wählen. Die Ergebnisse sind vielversprechend. Nach initialer Beobachtung kam es nur in etwa zehn bis 15 Prozent in der darauffolgenden Zeit zur Größenzunahme des Mikrokarzinoms oder zu Lymphknotenmetastasen. Wenn das festgestellt wurde, wurden die betroffenen Patientinnen und Patienten operiert. Sie hatten dann keine schlechtere Prognose als diejenigen, die gleich operiert wurden.

VERHÄLT SICH KREBS HIERZULANDE ANDERS? Unklar ist bislang, ob diese Art von Schilddrüsenkrebs sich in Deutschland so verhält wie in Asien. In Mitteleuropa, auch Deutschland, gibt es eine sich von Asien unterscheidende Jodversorgung und andere Ernährungsgewohnheiten, Einflussfaktoren, die sich auf das Verhalten kleiner papillärer Karzinome auswirken.

Da in Deutschland mit dem Konzept „nur beobachten" noch keine hinreichenden Erfahrungen bestehen, ist daher zur Vorsicht zu raten. Das heißt aber auch, dass im Einzelfall, wenn vonseiten des Tumors nichts dagegenspricht und Sie es wünschen, der Tumor zunächst ohne Operation kontrolliert werden kann. Voraussetzung dafür ist, dass eine gute Überwachung gewährleistet ist, um rechtzeitig zu erkennen, wenn sich der Krebs verändert.

Wenn Sie unsicher sind, ob der Krebs in der Zeit der Beobachtung im Stillen weiterwächst, ohne dass Sie es merken oder ohne dass man es eindeutig im Ultraschall sehen kann, ist die Operation die bessere Wahl. Dann muss nur die tumorseitige Schilddrüse entfernt werden. Das hat erhebliche Vorteile. Das Operationsrisiko ist geringer als nach vollständiger Schilddrüsenentfernung. Außerdem produziert die nicht entfernte Schilddrüsenseite weiter Hormone, in manchen Fällen sogar genug für den Körper, sodass eine Tabletteneinnahme nicht nötig ist. Das kann man dann an den Schilddrüsenwerten im weiteren Verlauf nach der Operation gut erkennen.

Entscheidend ist die Wahl der Klinik

Im sechsten Kapitel können Sie weitere Einzelheiten zur Operation und Nachbehandlung bei Schilddrüsenkrebs erfahren. Ganz wichtig ist: Lassen Sie sich an ein Krankenhaus überweisen, in dem alle an der Behandlung beteiligten Fachdisziplinen vertreten sind und die über spezielle Erfahrungen mit der Diagnostik und Therapie von Schilddrüsenkrebs verfügen: Chirurgie für die Operation, Nuklearmedizin für die Radiojodtherapie und deren Kontrolle, Endokrinologie für die Nachsorge und medikamentöse Therapie, Pathologie für die mikroskopische Untersuchung, und gegebenenfalls Kinderheilkunde.

Spezielle Erfahrungen heißt, dass die einzelnen Abteilungen viele Patientinnen und Patienten mit Schilddrüsenkrebs behandeln,

FAKTEN GEGEN DIE ANGST

Die häufigste Form von Schilddrüsenkrebs ist gut behandelbar. Auch bei den gefährlicheren Formen gibt es Hoffnung.

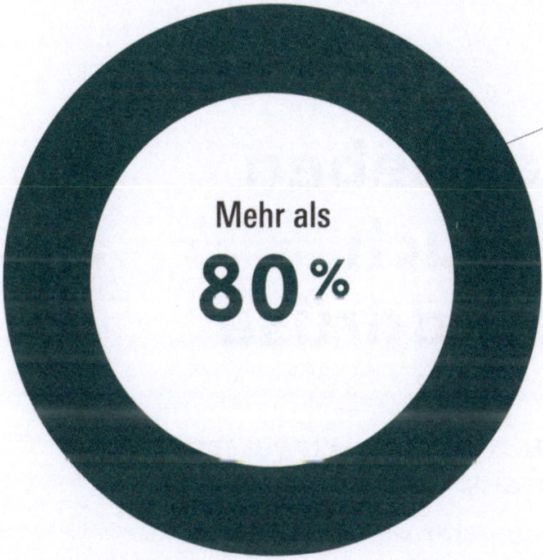

GUT BEHANDELBAR

Differenzierte Karzinome

Papilläres Karzinom (häufig) und follikuläres Karzinom (selten)

- Gut behandelbar durch Operation und ggf. Radiojodtherapie
- Beim papillären Mikrokarzinom: Entfernung nur einer Schilddrüsenseite reicht
- Selbst bei Metastasen meist gute Prognose

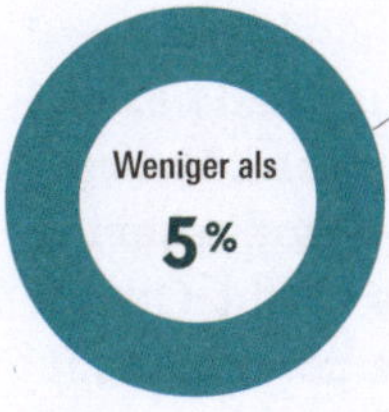

BRAUCHT INTENSIVE BEHANDLUNG

Medulläre Karzinome

- Früherkennung durch Kalzitoninwert möglich
- Bei erblicher Form vorsorgliche Entfernung der Schilddrüse
- Behandlung: meist Totalentfernung der Schilddrüse und der Lymphknoten

Anaplastische Karzinome

- Gefährlichste Schilddrüsenkrebsform
- Behandlung: Operation, Bestrahlung, Chemotherapie

ihre eigenen Behandlungsergebnisse kennen, regelmäßig analysieren und mit den Behandlungsergebnissen anderer Kliniken vergleichen. Jeder Krebspatient sollte mit seinen Befunden in einer Tumorkonferenz, einem Tumorboard, besprochen werden. Die Behandlungsergebnisse sind dann nachweislich besser.

Sprechen Sie mit Ihrer Ärztin oder Ihrem Arzt, aber auch mit anderen Betroffenen, an welche Klinik Sie sich am besten wenden sollten. Erfahrung ist auch für die Nachsorge wichtig. Schilddrüsenkrebs kann trotz guter Erstbehandlung wiederkommen. Auch dann ist die Prognose in aller Regel noch gut. Auch dafür gibt es erfolgreiche Verfahren. Wichtig ist aber, Rezidive rechtzeitig zu erkennen und zu behandeln.

Ein gutes Leben geht auch ohne Schilddrüse

Auch wenn die Entscheidung schwer ist, manchmal ist die Entfernung der Schilddrüse ein guter oder sogar der einzige Weg.

Es betrifft zwar nur einen kleinen Teil der Menschen mit Schilddrüsenerkrankungen, doch es gibt verschiedene Szenarien, in denen eine vollständige Entfernung der Schilddrüse die beste oder gar einzige Option ist. Das betrifft einige Menschen mit Schilddrüsenkrebs – hier ist es manchmal der einzige Weg, den Krebs zu besiegen. Aber auch bei einem Morbus Basedow kommt diese Lösung infrage. Bei Hashimoto kann es in sehr seltenen Fällen sogar sein, dass Betroffene regelrecht darauf drängen, dass eine solche Operation durchgeführt wird, obwohl bei Unterfunktion die Erkrankung standardmäßig nur medikamentös behandelt wird.

In all diesen Fällen gilt: Die Vorstellung, dass ein eigentlich lebenswichtiges Organ entfernt wird, macht Angst. Auf viele Organe –

Herz, Lunge, Leber – können wir schlichtweg nicht verzichten, wenn überhaupt, können Menschen, die in diesem Bereich schwere Erkrankungen haben, nur mithilfe eines Spenderorgans und unter hohen Risiken weiterleben. Bei der Schilddrüse ist das anders: Es geht auch ohne, sogar ziemlich gut. Die Funktion der Schilddrüse muss lediglich ersetzt werden, indem man die entsprechenden Hormone in Tablettenform einnimmt. Ansonsten können Sie auch ohne Schilddrüse völlig normal weiterleben.

Dennoch ist die Entfernung der Schilddrüse fast immer nur der letzte Ausweg, die Entscheidung fällt Betroffenen mitunter sehr schwer. Ein wichtiger Grund dafür sind die Risiken einer Operation, auf die an anderer Stelle ausführlicher eingegangen wird. Nehmen wir nun aber mal an, Ihre Operation verläuft komplikationslos (was zum Glück der Regelfall ist), Sie erholen sich gut davon. Wie geht es nun weiter?

Die gute Nachricht: Die Funktion der Schilddrüse durch Tabletten zu ersetzen, ist tatsächlich einfach. Mit der täglich einmaligen Einnahme einer Tablette – in der Regel LT4, über das Sie ab Seite 80 schon einiges erfahren haben –, zum Beispiel morgens eine bis eine halbe Stunde vor dem Frühstück, ist der gesamte Tagesbedarf an Schilddrüsenhormonen vollständig gedeckt. Nachteile gegenüber der körpereigenen Hormonproduktion bezüglich Stoffwechsel, Entwicklung und Energie bestehen nicht.

LEICHTER ALS BEI ANDEREN HORMONDRÜSEN: Bei anderen Hormondrüsen als der Schilddrüse ist es meist schwieriger, die Hormonfunktion durch Medikamente zu ersetzen. Denn die betreffenden Organe, zum Beispiel die Nebennieren (Cortisol) oder die Bauchspeicheldrüse (Insulin), arbeiten hormonell stressabhängig und weisen eine Tagesrhythmik auf. Bei der Schilddrüse ist dies nicht der Fall.

Es kann sein, dass es nach der Entfernung der Schilddrüse zu einer Gewichtszunahme kommt. Hier kann es helfen, die Hormondosis anzupassen. Und natürlich gilt, was wir im Grunde alle längst wissen: Die Schilddrüse allein – oder deren Fehlen – macht niemals dick. Auch wenn der veränderte Stoffwechsel es mitunter schwerer macht, das beste Mittel gegen überflüssige Pfunde sind immer eine gesunde, ausgewogene Ernährung und ausreichend Bewegung. Mehr über das Thema Gewichtszunahme erfahren Sie auf Seite 163.

So weit zu den medizinischen Fakten. Wenn damit für Sie nun alles klar ist, spricht nichts dagegen, dem medizinischen Rat einer Totalentfernung zu folgen – mit der erfreulichen Perspektive, dass damit Ihr Schilddrüsenproblem tatsächlich endgültig gelöst ist.

Medizinische Fakten sind aber nicht alles. So einfach es auch sein mag, die Schilddrüsenhormone künstlich zuzuführen, es ändert nichts daran, dass Betroffene auf die entsprechenden Medikamente angewiesen sind. Wären diese auf Dauer nicht verfügbar, wäre es letztendlich tödlich.

Dass diese Vorstellung vielen Angst macht, ist nachvollziehbar. Zunächst zur Beruhigung: Dass Sie diese Tabletten regelmäßig nehmen müssen, heißt nicht, dass eine Katastrophe wäre, wenn Sie es doch einmal vergessen. Bekanntlich kann das Leben mit all seinen Höhen und Tiefen jede Routine zerstören – vielleicht wird Ihre Tasche mit den Tabletten auf einer Dienstreise gestohlen. In solchen Fällen gilt: Für Ihren Stoffwechsel ist das einmalige Fehlen der Schilddrüsentablette zwar nicht optimal, aber es besteht auch nicht sofort Lebensgefahr.

WIR SIND GEWOHNHEITSTIERE – ZUM GLÜCK! Der generelle Rat lautet natürlich, die Tabletten so regelmäßig wie möglich einzunehmen. Auch deshalb, weil wir Menschen Gewohnheitstiere sind, in diesem Fall ein großer Vorteil: Die tägliche Tabletteneinnahme wird schnell genauso automatisch ablaufen wie der Griff zur Zahnbürste.

Aber was ist, wenn die Tabletten einmal gar nicht verfügbar sind? Heutzutage ist das unwahrscheinlich: Es gibt verschiedene Hersteller, die die Mittel produzieren; Sie bekommen sie in jeder Apotheke; die Tabletten sind nicht teuer und die Kosten trägt Ihre Krankenkasse. Doch wie sieht es in Zukunft aus? Gerade jüngere Patientinnen und Patienten haben oft noch 30, 40, 50 oder mehr Lebensjahre vor sich. Niemand, wirklich niemand, kann sagen, wie die Welt dann aussieht. Optimisten denken an den rasanten Fortschritt der Medizin – vielleicht lässt sich die Schilddrüsenfunktion irgendwann noch besser ersetzen, sogar ohne Tabletten. Aber in Zeiten von globalen Krisen und Klimawandel ist die Sicht auf das Übermorgen oft pessimistischer. Man muss dazu auch gar keine düsteren Szenarien der Science-Fiction-Literatur bemühen. Dass eine gute medizinische Versorgung keine Selbstverständlichkeit ist, zeigt schon der Blick auf Menschen in Regionen unserer Welt, in denen die nächste Arztpraxis oder Apotheke meilenweit entfernt ist.

Wenn Ihnen diese Gedanken zu schaffen machen, hilft vielleicht ein Perspektivwechsel: Von medizinischer Versorgung abhängig zu sein, ist eigentlich alles andere als ungewöhnlich. Sehr viele Menschen erkranken im Laufe ihres Lebens an irgendeiner behandlungsbedürftigen, potenziell lebensbedrohlichen Krankheit. Bei einem Schlaganfall, einem Herzinfarkt oder einem schweren Unfall ist nach einem Notruf schnell Hilfe zur Stelle. Und selbst so manches kerngesunde Kind wäre ohne umfassenden Impfschutz und Antibiotika nicht mehr am Leben – oder hätte ohne Option eines Kaiserschnitts schon die eigene Geburt nicht überlebt. Im besten Fall geht die tägliche Tabletteneinnahme also nur mit einem Gefühl der Wertschätzung einher für ein einigermaßen intaktes Gesundheitssystem, das wir oft als selbstverständlich erachten.

Es kann aber auch sein, dass Ihr ungutes Gefühl, Ihre Angst, bestehen bleibt. Wie schon erwähnt, ist dies gerade bei jüngeren Betroffenen besonders gut nachvollziehbar. Aber auch eine 70-Jährige hat noch eine Zukunft vor sich und das Recht, sich über diese Zukunft Gedanken zu machen. Eventuell spielt dabei auch die eigene Biografie, etwa eigene Fluchterfahrungen, eine Rolle. Wie Sie schon zuvor erfahren haben, ist es nicht immer nötig, die ganze Schilddrüse zu entfernen. Lassen Sie sich gegebenenfalls umfassend beraten, wie das bei Ihnen ist. Vielleicht ist es für Sie persönlich besser, einen Teil der Schilddrüse zu erhalten, auch wenn das, rein medizinisch betrachtet, nicht die optimale Lösung ist. Wichtig ist, dass Ihre Ärztinnen und Ärzte vor der Operation wissen, was Ihnen wichtig ist. Gute Ärztinnen und Ärzte erkennen Sie daran, dass Sie derartige Sorgen und Wünsche ernst nehmen.

Auch wenn an der vollständigen Entfernung der Schilddrüse kein Weg vorbeiführt, sollten Sie Ihre Sorgen ansprechen. Reden Sie darüber mit Ihren behandelnden Arzt oder Ärztin, aber auch mit nahestehenden Menschen. Wenn Sie sehr unter der Situation leiden und starke Ängste haben, kann es auch sinnvoll sein, sich therapeutische Hilfe zu holen. Wie schon mehrfach erwähnt: Die meisten Entscheidungen rund um Ihre Schilddrüse haben Zeit. Nehmen Sie sich diese Zeit, um die für Sie persönlich richtige Entscheidung zu treffen. Oder aber, falls tatsächlich wenig Raum für eine Entscheidung ist, um für sich selbst einen Weg zu finden, mit der Situation gut umzugehen.

WAS ERWARTET MICH BEI EINER OPERATION?

Die Entscheidung für eine Operation ist gefallen. Sie dürfen darauf hoffen, dass Ihre Schilddrüsenprobleme danach dauerhaft gelöst sind. Doch rund um die OP gibt es noch einiges zu klären. Auch die Risiken sollten Sie kennen.

Wenn die Operation der beste Weg ist

Es gibt verschiedene Arten von Operationen. Lesen Sie, was das in Ihrem Fall bedeutet.

Sie haben alles versucht. Sie haben Schilddrüsenmedikamente genommen, haben zwischenzeitlich abgewartet, ob es auch ohne Medikamente besser wird, jedenfalls nicht schlechter. Aber Ihre Beschwerden sind nicht besser geworden. Es ist gut nachvollziehbar, dass Sie mit dieser Situation nicht zufrieden sein können. Dennoch fragen Sie sich möglicherweise: „Muss es denn gleich eine Operation sein?"

Nachdem die Medikamente und geduldiges Abwarten nicht geholfen haben, bleiben tatsächlich meist nur zwei oder drei Alternativen: Radiojodtherapie, eventuell Thermoablation, oder eben die Operation. Wie Sie bereits erfahren haben, eignet sich die Radiojodtherapie vor allem zur Behandlung der Überfunktion bei nicht sehr großen „heißen" Knoten und beim Morbus Basedow, wenn keine große Struma besteht und keine Augenveränderungen vorliegen. Bei „kalten" Knoten oder einer Hashimoto-Thyreoiditis-bedingten Unterfunktion ist die Radiojodtherapie dagegen ohne Wirkung. Bei Hashimoto würde sie noch den Rest hormonproduzierender Zellen zerstören, ohne die Immunstörung zu beseitigen.

Die Radiojodtherapie kann eine Alternative zur Operation sein, wenn Sie eine Knotenstruma haben, die Beschwerden macht, Sie sich aber nicht operieren lassen möchten, oder den Ärzten oder Ihnen das Risiko einer Operation zu hoch erscheint. Die Radiojodtherapie kann in dieser Situation eine Verkleinerung der Schilddrüse bewirken. Es besteht die Chance, dass sich dadurch auch Ihre Beschwerden im Halsbereich bessern, also die Druckbeschwerden, gegebenenfalls sogar Schluck- und Atembeschwerden. Je nach Größe der Struma und Knoten liegen die Erfolgschancen bei 30 bis 50 Prozent.

Wenn Ihnen die Radiojodtherapie nicht zusagt oder wenig Erfolg verspricht, gibt es die Möglichkeit der Thermoablation, um (zunächst) eine Operation zu umgehen. Zu dieser neuen Behandlungsform haben Sie schon etwas erfahren. Die Thermoablation kann vor allem dann helfen, wenn Sie einen gutartigen, sogenannten dominanten Knoten haben, von dem Beschwerden ausgehen.

Hauptsächlich fünf Szenarien sprechen für eine Operation, wenn die Radiojodtherapie oder Thermoablation für Sie keine gute Alternative ist. Lassen Sie sich darüber fachärztlich beraten, holen Sie sich im Zweifelsfall auch eine zweite Meinung ein. Im Einklang mit den aktuellen Fachempfehlungen ist eine Operation in folgenden Fällen sinnvoll:

1 KALTE, „VERDÄCHTIGE" KNOTEN: Sie haben einen Knoten, bei dem das Krebsrisiko zumindest nicht völlig vernachlässigbar ist. Gemeint sind damit Knoten der Bethesda-Gruppen 3 und 4 (Seiten 71 und 97). Hier liegt ein mittleres Risiko für Bösartigkeit vor von etwa 20 bis 30 Prozent. Eine besonders knifflige Situation: Es kann sein, dass der Knoten völlig harmlos ist – es muss aber nicht so sein. Gewissheit erhalten Sie nur durch die Operation. Daher wird bei diesen Knoten im Allgemeinen eine operative Entfernung empfohlen.

2 GROSSES KNOTENSTRUMA: Bei großen Knotenstrumen mit Verdrängungsbeschwerden, ob nur auf einer oder beiden Seiten, ist die Operation die Therapie der Wahl. Die Radiojodtherapie kann im Einzelfall eine Alternative sein. Wie lange die Wirkung anhält und ob sie die Beschwerden hinreichend verringert, ist jedoch nicht absehbar. Alter, Lebenserwartung, Wachstumsdynamik der Struma und sonstige Erkrankungen können daher Kriterien sein, sich im Einzelfall für oder gegen eine Operation zu entscheiden.

3 STRUMA IM BRUSTRAUM: Schilddrüsenvergrößerungen können sich bis in den Brustraum ausdehnen. Sie können sogar dort ihren größten Anteil haben. Manchmal sind damit Beschwerden verbunden, zum Beispiel Atembehinderung wegen Einengung oder Verdrängung der Luftröhre. Bei fehlenden Beschwerden muss zwar nicht unbedingt operiert werden. Der Nachteil ist jedoch, dass Punktionen im Brustraum schwierig, jedenfalls nicht ohne erweiterten Aufwand möglich sind. Die Abschätzung des Bösartigkeitsrisikos durch eine Punktion entfällt daher in der Regel. Auch bildgebende Verfahren, zum Beispiel die Kernspintomografie, helfen da nicht weiter. Sie können allerdings sehr gut Lage und Größe der Brustraumstruma erkennen und sind daher für die Operationsplanung unverzichtbar. Für die meisten Patientinnen und Patienten mit einer großen Brustraumstruma ist die Operation das Mittel der Wahl.

4 MORBUS BASEDOW NACH ERFOLGLOSER THYREOSTATIKATHERAPIE: Wie Sie schon erfahren haben, wird bei Morbus Basedow im Normalfall zuerst versucht, die Erkrankung mit Hormonblockern zu behandeln. Scheitert dieser Versuch, sollten Sie jedoch eine Operation in Erwägung ziehen, wenn eine Radiojodtherapie in Ihrem Fall nicht infrage kommt. Das betrifft in erster Linie Kinder und Jugendliche, Frauen mit Kinderwunsch, und Schwangere. Bei allen anderen Patientinnen und Patienten ist eine Operation vor allem dann die beste Therapiewahl, wenn eine große Struma besteht oder ausgeprägte Augensymptome vorliegen. Denn das Risiko einer Verschlechterung der Augensymptome ist bei einer Operation niedriger als nach einer Radiojodtherapie. Studien haben darüber hinaus ergeben, dass die Lebensqualität nach Operation besser ist als nach Radiojodtherapie.

5 BLEIBENDE BESCHWERDEN BEI HASHIMOTO: Wenn Sie Hashimoto haben und trotz erfolgreich behandelter Unterfunktion weiterhin erhebliche Beschwerden bestehen, die Ihren Alltag und Ihr Lebensgefühl stark beeinträchtigen, ist die Operation möglicherweise der einzige Ausweg. Der Erfolg ist schwer vorhersehbar, aber die bislang vorliegenden und publizierten Ergebnisse sind ermutigend. Nach einer vollständigen Schilddrüsenentfernung waren nicht nur die TPO-Antikörper deutlich niedriger als nach medikamentöser Behandlung der Unterfunktion. Vor allem die Lebensqualität stieg im Gegensatz zur medikamentösen Behandlung signifikant an. Dennoch: Die Entscheidung zur Operation ist ebenso wie die Operation selbst nicht einfach. Voraussetzung ist, dass die Unterfunktion medikamentös beseitigt ist, ohne dass die Hashimoto-bedingten Beschwerden aufgehört haben. Eine subtile Analyse sowohl der über längere Zeit bestehenden Beschwerden, der Schilddrüsenbefunde, des Ultraschalls und der Antikörper ist erforderlich. Ein weiterer Vorteil kann für die Operation bei Hashimoto sprechen: Das hierbei erhöhte Krebsrisiko entfällt vollständig.

Das Risiko senken

Sie haben bereits erfahren, dass eine Schilddrüsenoperation nicht ganz risikofrei ist. Es gibt Fälle, in denen die Ausgangssituation leider besonders ungünstig ist. Beispielsweise dann, wenn nach einer früheren Schilddrüsenoperation erneut wegen einer Struma operiert werden soll. Wiederholungseingriffe haben ein erhöhtes Risiko für Komplikationen an den Stimmbandnerven und Nebenschilddrüsen. Das liegt daran, dass nach der vorangegangenen Operation ausgedehnte Verwachsungen und Vernarbungen die Darstellung und Schonung der Stimmbandnerven und Nebenschilddrüsen erschweren können. Das trifft in besonderen Maße zu, wenn noch mal auf der bereits voroperierten Seite operiert werden muss.

Gerade dann gilt es also, das Erkrankungsrisiko mit dem Komplikationsrisiko gründlich abzuwägen. Eine Operation sollte in diesem Fall daher nur dann überlegt werden, wenn der oder die Knoten Beschwerden machen. Oder wenn Ultraschall, Szintigrafie und Punktionszytologie eindeutig für eine Operation sprechen.

Riskant ist auch eine Operation, wenn bereits einer der beiden Stimmbandnerven vorgeschädigt ist. Wenn die geplante Operation nur auf der Seite des vorgeschädigten Nerven nötig ist, besteht kein erhöhtes Risiko, weil die entsprechende Stimmlippe bereits gelähmt ist. Wenn die Operation jedoch auf der Seite des intakt funktionierenden Nerven nötig sein sollte, ist maximale Vorsicht geboten. Im Vorfeld sollte geklärt werden, ob die Operation wirklich notwendig ist oder auch nicht operative Möglichkeiten zur Verfügung stehen. Wenn die Operation nicht zu umgehen ist, sollte sie von einem sehr erfahrenen Chirurgen mit Einsatz der Lupenbrille und des Neuromonitorings durchgeführt werden.

Nicht nur in den eben beschriebenen besonders heiklen Fällen, sondern auch ganz generell gilt, dass möglichst alles getan werden sollte, um das Risiko von Komplikationen so gering wie möglich zu halten. Das gilt besonders für die in jedem Fall nicht ganz einfachen Operationen bei Hashimoto oder Basedow.

In guten Händen sind Sie nachweislich dann, wenn die Person, die Sie operiert, viel Erfahrung mit Schilddrüsenoperationen hat. Zahlreiche Studien belegen, dass Chirurginnen und Chirurgen, die schon viele Schilddrüsenoperationen durchgeführt haben, bessere Ergebnisse erzielen als weniger erfahrene Kolleginnen und Kollegen, die nur gelegentlich solche Operationen durchführen.

MEHR SICHERHEIT DURCH NEUROMONITORING

Wie lassen sich die Stimmbandnerven bei Operationen bestmöglich schützen? Neben Erfahrung hilft moderne Technik dabei, Komplikationen zu vermeiden.

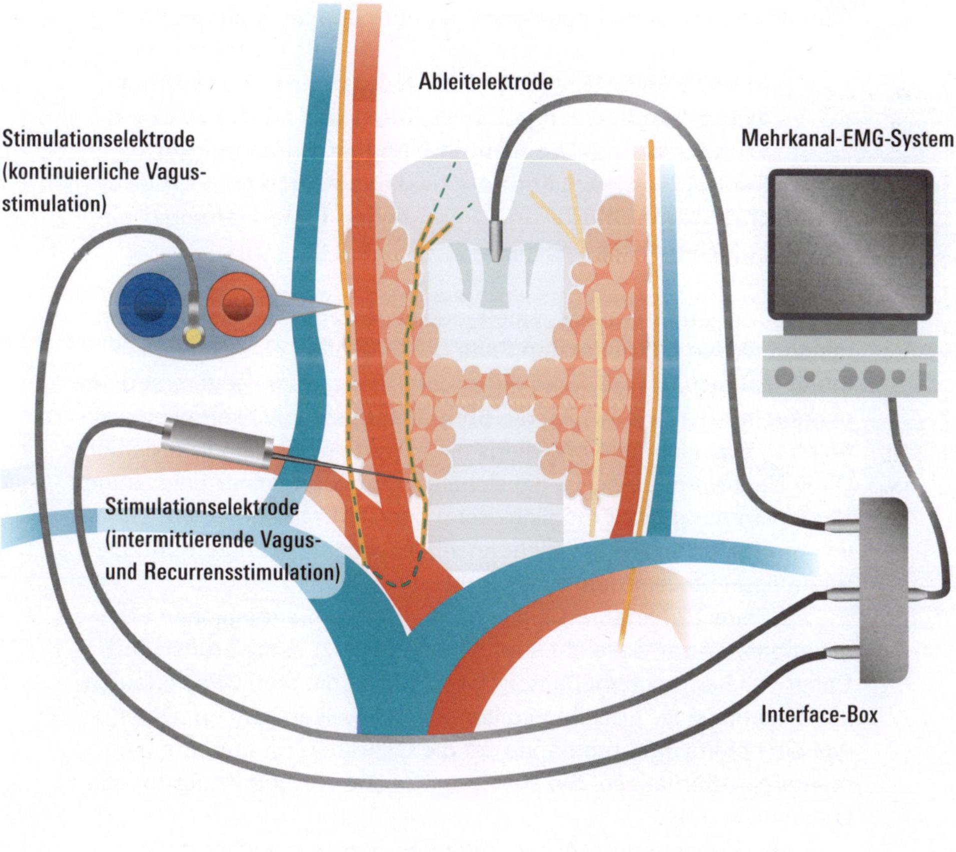

Doch auch moderne Technik kann dazu beitragen, die OP sicherer zu machen: Um eine Lähmung der Stimmbandnerven bestmöglich zu vermeiden, kommt das sogenannte Neuromonitoring zum Einsatz. Mit einer Nervensonde kann der nur etwa ein Millimeter dünne, direkt der Schilddrüse hinten anliegende Stimmbandnerv eindeutig identifiziert und dadurch geschont werden. Wie bei einem Elektrokardiogramm (EKG) werden die Aktionspotenziale des Nerven durch Stimulation mit der Sonde registriert und mit einem Ton hörbar gemacht. Auf dem Monitor ist außerdem das Nervensignal ablesbar und kann gespeichert werden. Wenn der Ton oder das Signal auf dem Monitor ausfällt, ist eine Lähmung des Nerven eingetreten. Ob die Lähmung nur vorübergehend oder dauerhaft ist, zeigt die Stimmbandspiegelung nach der Operation und im weiteren Verlauf.

(!) STIMMBANDNERVENLÄHMUNG: Ist einer der beiden Stimmbandnerven gelähmt, führt das häufig zu einer Stimmstörung. Die Atemstörung ist meist nur gering. Bei beidseitiger Lähmung besteht jedoch eine erhebliche Atembehinderung. In manchen Fällen ist sogar ein Luftröhrenschnitt nötig.

Das Neuromonitoring hilft, eine beidseitige Lähmung sicher zu vermeiden: Wenn auf der ersten Seite der Operation eine Nervenlähmung festgestellt wird, wird die andere Schilddrüsenseite erst dann operiert werden, wenn sich die Stimmbandbeweglichkeit wieder erholt hat. Dazu ist dann allerdings eine zweite Operation erforderlich. Ohne Neuromonitoring ist die sichere Vermeidung einer beidseitigen Nervenlähmung nicht möglich, denn der Chirurg kann einem äußerlich unversehrten Nerven nicht ansehen, ob er funktioniert und die Stimmlippe bewegt oder nicht.

Ab Seite 138 erfahren Sie noch mehr über die möglichen Komplikationen. Aber vielleicht sind Sie bereits jetzt sehr verunsichert. Daher soll hier noch mal betont werden: Die meisten OPs verlaufen komplikationslos. Trotzdem sollten Sie die Risiken kennen. Denn, wie Sie bereits erfahren haben, ist die Operation oft nur eine von mehreren Alternativen. Sie sollten daher das Für und Wider für alle Optionen kennen.

„Also ich an Ihrer Stelle würde nicht zögern, sondern mich operieren lassen“, sagt vielleicht Ihr Arzt. Das mag stimmen, aber der Arzt ist nicht an Ihrer Stelle. Viel wichtiger für Sie ist es, die Gründe für diese Empfehlung zu verstehen. Warum sollten Sie operiert werden: Besteht Krebsrisiko? Falls ja, wie hoch ist es und woran wird das festgemacht? Oder ist es das Ziel, dass Sie Beschwerden loswerden? Falls ja, wie sicher ist es, dass die OP diese Beschwerden beseitigt? Wie steht es um Alternativen: Gibt es andere Behandlungsmöglichkeiten? Falls ja, warum empfiehlt Ihnen der Arzt diese nicht? Und wie hoch sind die Operationsrisiken in Ihrem Fall? Was schlägt der Arzt vor, um diese so gering wie möglich zu halten? Oder gilt die Operation in Ihrem Fall eher als „einfach" – wenn ja, warum? Auf all diese Fragen brauchen Sie Antworten.

In all den oben beschriebenen Szenarien gilt: Sie dürfen zögern, sprich, sich mit der Entscheidung Zeit lassen. Wenn im Arztgespräch zum ersten Mal eine Operation thematisiert wird, müssen Sie nicht sofort zusagen. Eine oder auch mehrere Nächte „drüber schlafen" ist auf jeden Fall möglich, ebenso nachzufragen, selbst zu recherchieren oder im Zweifelsfall eine Zweitmeinung einzuholen.

Gut vorbereitet für Ihre Operation

Sie haben nun Ihren Operationstermin. Bevor es losgeht, stehen aber noch einige Überlegungen an.

„Wir haben alle Untersuchungen gemacht. Die Operation ist in Ihrer Situation wirklich das Beste. Ich überweise Sie an einen erfahrenen Chirurgen. Der Krankenhausaufenthalt wird nur drei bis vier Tage dauern und nach zwei Wochen sind Sie wieder fit", sagt Ihre Ärztin. Klingt gut, oder? Die meisten Betroffenen gehen davon aus, dass die Operation gut verlaufen wird, meistens zu Recht. Falls Sie vor der Operation trotzdem ein mulmiges Gefühl beschleicht, ist das normal. In der Klinik wird viel dafür getan, Ihnen Sicherheit zu vermitteln. Sie sprechen mit der Narkoseärztin, die Ihnen alles erklärt. Der Chirurg schildert Ihnen den Operationsverlauf und wie die Nachbehandlung aussehen wird. Wenn Sie Vorerkrankungen haben, wird darüber gesprochen, inwieweit diese für die Operation eine Rolle spielen und welche Maßnahmen deswegen ergriffen werden.

VORSICHT IST BESSER ALS NACHSICHT: Vorerkrankungen abzufragen und zu berücksichtigen, ist Aufgabe der Ärzte und gehört zur Routine vor einer Operation. Wenn Sie aber das Gefühl haben, dass doch etwas „unter den Tisch fällt", scheuen Sie sich nicht, nachzufragen. Auch Vorerkrankungen, die in diesem Buch nicht thematisiert werden, sollten bekannt sein.

Sie werden am Vortag oder am Tag der Operation stationär aufgenommen und erneut über die geplante Operation und mögliche Komplikationen aufgeklärt. Auch die Aufklärungsformulare sollten Sie sich noch mal durchlesen. Sie erhalten ein Exemplar mit Ihrer unterschriebenen Einverständniserklärung. Wenn alle Formalitäten erledigt sind, wird es ernst. Sie werden in den Operationsbereich gefahren, sind schon etwas müde von der Beruhigungstablette. Dann kommt die Narkoseärztin und beginnt mit der Narkoseeinleitung. Ihr letzter Gedanke ist: „Hoffentlich geht alles gut."

Damit wirklich alles gut geht, ist eine gute Vorbereitung entscheidend. Auch bei Schilddrüsenoperationen bestehen die allgemeinen Narkose- und Operationsrisiken, zum Beispiel Thrombose, Embolie und Wundheilungsstörungen. Das Thrombose- und Embolierisiko ist bei Schilddrüsenoperationen aber glücklicherweise sehr niedrig. Die Operationen dauern meist nicht lange. Sie finden in einem Körperabschnitt, dem Hals, statt, der ein wesentlich niedrigeres Thrombose- und Embolierisiko hat als andere Körperregionen, zum Beispiel Bauch, Becken und Knochen. Eine vorsorgliche Thromboseprophylaxe ist daher meist nicht erforderlich. Sie können schon wenige Stunden nach der OP aufstehen. Wenn jedoch besondere Thromboserisiken vorliegen, zum Beispiel wenn früher schon einmal eine Lungenembolie aufgetreten ist, sollte eine Thromboseprophylaxe durchgeführt werden. Das gilt auch, wenn es bei Ihnen bestimmte Gerinnungsstörungen gibt, die mit einem erhöhten Thrombose- und Embolierisiko verbunden sind. In diesem Fall sollte das von einem Gerinnungsspezialisten vor der Operation geklärt werden. Wenn Sie Acetylsalicylsäure-Tabletten (ASS) oder Clopidogrel einnehmen, werden diese normalerweise sieben bis zehn Tage vor der

OP abgesetzt. Es sei denn, die damit verbundene Gerinnungshemmung für Herz oder Gefäße ist so wichtig, dass sie möglichst nicht unterbrochen werden sollte. Das sollte unbedingt vor der Operation von einem Kardiologen beurteilt werden. Wichtig ist dies besonders, wenn Sie zum Beispiel einen Koronarstent bekommen haben. Das Nachblutungsrisiko unter Beibehaltung der Medikamente ist leicht erhöht.

Ein besonders heikles Medikament im Zusammenhang mit Operationen ist Marcumar. Marcumar bewirkt eine starke Gerinnungshemmung. Dieses Mittel einzunehmen, ist zum Beispiel bei manchen Herzklappenproblemen, nach Lungenembolien oder bei Vorhofflimmern notwendig. Die Durchführung einer nicht notfallmäßig erforderlichen Schilddrüsenoperation unter Marcumar wäre ein unangemessen hohes Risiko. Das Risiko von Blutungen während und nach der Operation wäre extrem hoch und könnte lebensgefährlich sein. Um die Operation dennoch mit vertretbarem Risiko durchführen zu können, kommt daher heute das sogenannte Bridging zum Einsatz: die Brückentherapie mit Heparin. Darunter ist das Blutungsrisiko nur gering erhöht. Sie beenden dazu die Einnahme von Marcumar und erhalten stattdessen je nach Blutungswert (INR-Bestimmung) fünf bis sieben Tage vor der Operation ein- bis zweimal täglich Heparinspritzen bis zum OP-Tag. Von der Art und dem Ausmaß der Operation ist dann abhängig, wann die Heparinspritzen nach der Operation abgesetzt werden können und mit Marcumar wieder begonnen werden kann. Sprechen Sie mit dem Operationsteam darüber, nicht nur vor, auch nach der Operation.

Werden beide Seiten entfernt?

Was genau geschieht eigentlich während der Operation? Werden beide Schilddrüsenseiten entfernt oder nur eine? Das sollten Sie unbedingt mit Ihrem Operateur vorab besprechen. Denn das mögliche Komplikationsrisiko bezüglich der Stimmbandnerven und Nebenschilddrüsen ist höher, wenn beide Seiten operiert werden. Auf beiden Seiten gibt es je einen Stimmbandnerv und zwei Nebenschilddrüsen. Beide, Nerv und Nebenschilddrüsen, liegen unmittelbar der Schilddrüse an, sodass Verletzungsgefahr besteht.

Bei Hashimoto-Thyreoiditis und Morbus Basedow betrifft die Erkrankung das gesamte Organ, eine Teilentfernung ist daher nicht zielführend. Es muss also die gesamte Schilddrüse mit beiden Seiten entfernt werden. Auch bei einer Struma mit mehreren beidseitigen Knoten ist in der Regel die Entfernung beider Seiten notwendig. Das Risiko, dass es bei Belassen eines Schilddrüsenrestes zu einem erneuten Wachstum der Struma und neuen Knotenbildungen käme, ist relativ hoch. Ein erneuter Eingriff sollte daher durch Entfernung der ganzen Schilddrüse vermieden werden.

PLANÄNDERUNG WÄHREND DER OP: Von einer geplant beidseitigen Operation würde während der OP nur dann abgewichen werden, wenn auf der ersten Seite das Neuromonitoring eine zumindest vorübergehende Lähmung des Stimmbands anzeigt. Aus Sicherheitsgründen würde dann auf die Entfernung der zweiten Seite verzichtet, um eine beidseitige Nervenlähmung zu vermeiden.

Anders ist die Lage bei Knoten, die nur eine Schilddrüsenseite betreffen. Hier muss in der Regel nur diese Seite entfernt werden. Das mindert das Komplikationsrisiko und erhält einen Teil der Hormoneigenproduktion, sodass nach der OP möglicherweise keine Schilddrüsentabletten eingenommen werden müssen. Auch wenn auf der anderen Seite ein kleiner, aller Wahrscheinlichkeit nach gutartiger, beschwerdefreier, nicht an Größe zunehmender Knoten gesehen wurde, wäre eine einseitige Entfernung der Schilddrüse durchaus gerechtfertigt, wenn Sie damit einverstanden sind. Natürlich müsste der Schilddrüsenrest weiter kontrolliert werden. Gerade in diesem Fall ist es also besonders wichtig, dass Sie sich vorab gründlich informieren und beraten lassen, was das bedeutet, wie groß also das Risiko ist, dass der verbliebene Knoten wächst.

Was bringt ein Schnellschnitt?

Der sogenannte Schnellschnitt während der Operation ist eine gute Möglichkeit, zu klären, ob ein bereits vor oder erst während der Operation auffälliger Knoten bösartig ist oder nicht. Der Chirurg entnimmt dazu Gewebe und übersendet es per Schnelltransport in die Pathologie. Dort wird das Gewebe in einem Schnellverfahren mikroskopisch untersucht. Ein Schnellschnitt braucht etwa 15 Minuten. Das entnommene Gewebe wird schockgefroren. In der Regel wird, im Gegensatz zur endgültigen Gewebeuntersuchung, nur ein einziger Gewebeschnitt untersucht. Das Ergebnis des Schnellschnittes wird dem Operateur sofort mitgeteilt, sodass er es in die weitere Operationsdurchführung einbeziehen kann. Das Gewebe, das nicht für die Schnellschnittuntersuchung benötigt wurde, wird in Paraffin eingebettet und ermöglicht nach ein bis zwei Tagen durch Anfertigen mehrerer Mikroschnitte die endgültige Feindiagnose. Bei entsprechender Erfahrung des Pathologen weicht die endgültige Diagnose nur selten von der Schnellschnittdiagnose ab.

Schwierig wird die Situation, wenn der Knoten im Schnellschnitt als „fraglich bösartig" eingeschätzt wird. Das bedeutet, dass der Knoten bösartig sein könnte. Klarheit darüber gibt es aber erst nach der Paraffineinbettung, also nach der Operation. Was geschieht nun? Soll der Chirurg den Eingriff beenden oder auch die andere Seite entfernen, was bei Krebs oft erforderlich wäre?

Wird die Seite mit dem möglicherweise bösartigen Knoten entfernt, hätte die Entfernung beider Seiten den Vorteil, dass Sie nicht noch einmal operiert werden müssen, wenn die endgültige mikroskopische Untersuchung den Verdacht bestätigt. Schätzt der Pathologe den Knoten aber als wahrscheinlich harmlos ein, sollte im Zweifelsfall eher auf die vorsorgliche Entfernung der anderen Seite verzichtet werden, da bei entsprechender Erfahrung des Pathologen das Risiko, dass sich der Knoten nach der Operation nun doch als Karzinom herausstellt, relativ gering ist. Doch auch bei Bösartigkeitsverdacht kann unter Umständen auf die Entfernung der nicht betroffenen Seite verzichtet werden, da nach heutiger Erkenntnis nicht jedes Karzinom mit einer vollständigen Schilddrüsenentfernung behandelt werden muss.

Die Entscheidung ist in diesem Fall also alles andere als einfach. Das Problem: Eigentlich müssten Sie hier mitentscheiden, doch während der Operation sind Sie nun mal nicht ansprechbar. Deshalb ist es sehr wichtig, dass der Chirurg dieses Szenario mit Ihnen vor der Operation sehr genau bespricht. Er muss wissen, ob Sie sich in dieser Situation eher für oder gegen die vorsorgliche Entfernung der nicht betroffenen Seite aussprechen würden, um dann in Ihrem Sinne entscheiden und handeln zu können. Nicht alle Details einer solchen Situation können vor der Operation ins Kalkül gezogen werden, aber die Richtung der Entscheidung, Ihre Präferenz, sollte der Operateur wissen.

OP überstanden – so geht's weiter

Wenn Ihre Schilddrüse vollständig entfernt wurde, müssen Sie von nun an regelmäßig Schilddrüsenhormone in Form von Tabletten einnehmen. Sie ersetzen die Schilddrüsenfunktion. Mehr dazu lesen Sie ab Seite 120.

Wurde hingegen nur eine Seite der Schilddrüse entfernt, kann es durchaus sein, dass die Einnahme von Schilddrüsenhormonen nicht erforderlich ist. Bei Kindern, Jugendlichen und jungen Erwachsenen reicht in vielen Fällen der verbliebene gesunde Schilddrüsenlappen der nicht operierten Seite aus, um genügend Schilddrüsenhormone zu bilden.

Ob Sie Schilddrüsentabletten (Levothyroxin) brauchen oder nicht, sollte anhand des TSH-Wertes überprüft werden, erstmals etwa vier Wochen nach der Operation. Typischerweise steigt in den ersten drei Monaten nach der Operation der TSH-Wert an, um dann wieder abzufallen, wenn die Schilddrüsenhormonproduktion durch die verbliebene Seite angezogen hat. In dieser Phase sollte nicht sofort, wenn der TSH-Wert den oberen Grenzwert überschritten hat, mit der Einnahme von Levothyroxin reagiert werden. Die Steigerung der Schilddrüsenhormonproduktion durch die verbliebene Seite würde dann sofort durch den körpereigenen Rückkopplungsmechanismus gestoppt werden. Die Folge wäre, dass Sie wahrscheinlich lebenslang Schilddrüsentabletten einnehmen müssen.

(!) NICHT ABWARTEN BEI TSH ÜBER 10: Nur im Fall, dass die TSH-Werte den Wert 10 überschreiten oder Unterfunktionssymptome auftreten, sollte mit der Einnahme von Levothyroxin nicht gezögert werden. Dann ist offensichtlich, dass der erhaltene Teil der Schilddrüse nicht ausreichend ist, um den Bedarf zu decken.

Wenn die erhaltene Seite eine Struma, Knoten oder andere Veränderungen aufweist, ist in den meisten Fällen eine sogenannte Rezidivprophylaxe sinnvoll, selbst wenn keine Unterfunktion vorliegt. Dies geschieht unter der Vorstellung, die Schilddrüse darin zu unterstützen, nicht zu wachsen und keine weiteren Knoten zu bilden. Inwieweit die Rezidivprophylaxe mit Levothyroxin das tatsächlich verhindern kann, ist jedoch nur schwer absehbar. Aber es ist sicher immer besser, wenn Sie in einem solchen Fall Levothyroxin einnehmen, als nur abzuwarten.

SIND SIE SELBST GUT VORBEREITET?

Gehen Sie vor der OP diese Liste durch.
Falls Sie einen Punkt nicht abhaken können,
sprechen Sie das Thema an.

- **AUFENTHALT** Mir ist klar, wie der Krankhausaufenthalt geregelt ist (welche Station; Besuche; geplante Aufenthaltsdauer usw.), und ich fühle mich wohl damit.
- **AUFKLÄRUNG** Ich wurde umfassend über alle Maßnahmen und Risiken (Narkose, Operation, Nachbehandlung) aufgeklärt, meine Fragen wurden beantwortet.
- **VORERKRANKUNGEN** Alle Vorerkrankungen und alle Medikamente, die ich einnehme, sind bekannt und wurden bei der Planung berücksichtigt.
- **SORGEN** Auch nicht medizinische Faktoren, etwa dass mir meine Stimme besonders wichtig ist, wurden ernst genommen und besprochen.
- **ABLAUF** Ich weiß, ob die ganze Schilddrüse oder nur eine Seite entfernt werden soll, und warum das so ist. Ich kann das nachvollziehen und bin einverstanden.
- **SCHNELLSCHNITT** Bei geplantem Schnellschnitt (Seite 134): Mein Chirurg kennt und respektiert meine Präferenz, falls eine Entscheidung getroffen werden muss.
- **VERTRAUEN** Ich habe mit der Person, die mich operieren wird, lange genug gesprochen und fühle mich in guten Händen.

Keine Angst vor Komplikationen

Probleme durch die OP
sind sehr selten, aber möglich.
Wenn es tatsächlich dazu kommt,
sind sie gut behandelbar.

Sich vor einer Operation mit möglichen, eventuell schwerwiegenden Komplikationen auseinanderzusetzen, ist sicher nicht angenehm. Es ist dennoch wichtig, dass Sie die Risiken kennen. Das gilt vor allem dann, wenn Sie Behandlungsalternativen gegeneinander abwägen müssen. Aber auch wenn die Entscheidung bereits gefallen ist, sollten Sie wissen, was schieflaufen kann. Bleiben Sie trotzdem zuversichtlich: In aller Regel verlaufen die OPs komplikationslos. Die wichtigsten Komplikationen wie Nachblutung, dauerhafte Stimmbandlähmungen und Nebenschilddrüsenunterfunktionen treten nur in ein bis zwei Prozent der Fälle auf, sind also sehr selten. Aber wenn sie eintreten, können die Folgen belastend sein.

Schnelle Hilfe bei Nachblutungen

Wenn nach der OP plötzlich der Hals anschwillt, liegt mit großer Wahrscheinlichkeit eine Nachblutung vor. Meist passiert das in den ersten vier bis sechs Stunden nach Ende der Operation, möglicherweise schon im Aufwachraum. Der Hals wird dick und es treten Schmerzen auf, obwohl eigentlich noch die Schmerzmittel von der Operation wirken sollten. Sie werden unruhig und haben Angst, vielleicht auch Luftnot. Zum Glück befinden Sie sich noch im Krankenhaus, denn jetzt muss schnell reagiert werden, damit es nicht durch die Blutansammlung zu bedrohlicher Atemnot kommt. Chirurg und Anästhesist werden gemeinsam dafür sorgen, dass Sie schnell wieder in den Operationssaal gebracht werden, um den Bluterguss zu entfernen. Die Blutungsquelle kann meist schnell gefunden und gestillt werden. Wenn alles geordnet und erfolgreich verläuft, erholt sich die Halsschwellung oft recht schnell in den nächsten Tagen. Sie werden wohl länger als geplant in der Klinik bleiben müssen, um ganz sicher zu sein, dass nun alles gut ist. Trotz der Seltenheit von Nachblutungen, werden in Deutschland Schilddrüsen-OPs sicherheitshalber in aller Regel stationär, nicht ambulant durchgeführt.

Narben brauchen Geduld

Wenn erst einige Tage nach der Operation ein Bluterguss, Hämatom genannt, festgestellt wird, kann Kühlung durch Eispacks helfen. Bei sehr ausgeprägter Hämatombildung sollten Sie sich in der Klinik vorstellen, in der Sie operiert wurden. Bei einer entzündlichen Hämatombildung sind Antibiotika das Mittel der Wahl, selten eine Wunderöffnung in Narkose. Aber selbst dann können Sie davon ausgehen, dass die Narbe am Ende gut ausheilt. Am Hals heilen Wundheilungsstörungen wesentlich besser aus als zum Beispiel im Bauchbereich. Wie jede Narbe am Körper braucht auch die Narbe nach einer Schilddrüsenoperation einige Zeit, bis sie nur noch als ein Strich sichtbar ist. Das kann bis zu einem halben Jahr dauern. Haben Sie Geduld! Salben können das anfängliche Spannungsgefühl bessern, aber die Narbenheilung meist nicht beschleunigen.

Wenn sich eine überschießende Narbenentwicklung einstellt, im ausgeprägtesten Fall ein sogenanntes Keloid, hat das nur wenig mit der Operation oder dem Wundverschluss zu tun. Es ist in erster Linie das Bindegewebe, das die Narbenentwicklung bestimmt. In seltenen Fällen kann etwa ein Jahr nach der Operation eine Narbenentfernung kombiniert mit einer speziellen Salbenbehandlung oder Reizbestrahlung zu einem besseren Ergebnis kommen. Der Erfolg ist aber schwer vorherzusagen. Lassen Sie sich hierzu umfassend beraten.

Empfindliche Stimmbandnerven

Eine seltene, aber gefürchtete Komplikation ist die Stimmbandlähmung. Sie geht meist mit einer länger andauernden Stimmstörung einher. Tritt diese Komplikation bei Ihnen auf, wird man Sie in der Regel zu einem Logopäden oder einer Logopädin überweisen, um die Stimmstörung zu behandeln.

Eine Lähmung bedeutet nur selten, dass der Stimmbandnerv verletzt oder sogar durchtrennt wurde. Er kann schon bei geringer Berührung oder Dehnung bei der notwendigen Freilegung der Schilddrüse „beleidigt" reagieren. Er ist dann erst einmal funktionsunfähig, erholt sich aber meist nach einigen Wochen spontan. Sie merken das daran, dass sich mithilfe der Logopädie Ihre Stimme langsam oder sogar von einem Tag auf den anderen wieder erholt.

HEISER NACH DER OP: Heiserkeit direkt nach der Operation ist nicht selten. Sie bemerken das vielleicht gleich nach dem Aufwachen. Heiserkeit allein bedeutet aber nicht, dass eine Stimmbandlähmung eingetreten ist. Wenn jedoch das Neuromonitoringsignal bei der Operation ausgefallen ist, muss von einer Stimmbandlähmung ausgegangen werden.

In jedem Fall sollten Sie Ihren Befund HNO-ärztlich überprüfen lassen, auch wenn sich Ihre Stimme nach einer Stimmbandlähmung wieder erholt. Manchmal ist die Stimme fast völlig normal, aber das Stimmband ist trotzdem noch gelähmt. Das liegt dann daran, dass Sie mit Ihrer Logopädin gut geübt haben und das gesunde Stimmband auf der anderen Seite „mithilft", das heißt, die Enge der Stimmritze durch stärkere Aktivität etwas kompensiert.

Wenn sich nach etwa sechs Monaten das gelähmte Stimmband noch immer nicht bewegt, müssen Sie leider davon ausgehen, dass dieses Stimmband jetzt für immer gelähmt sein wird. Ihre Logopädin kann Ihnen aber auch in dieser Situation Tipps geben, wie Sie mit Ihrer Stimme am besten zurechtkommen und es vermeiden, sich beim Essen und Trinken zu verschlucken. Bei sehr schweren Stimmstörungen gibt es auch operative Möglichkeiten der Verbesserung.

Wie geht's den Nebenschilddrüsen?

Bei Kalziummangel nach der Operation gilt zunächst: Keine Panik! Es bedeutet nur in den seltensten Fällen, dass die dafür verantwortlichen Nebenschilddrüsen bei der Operation verletzt oder versehentlich entfernt wurden. Fast immer liegt dem Kalziummangel nach einer Operation eine Durchblutungsstörung der Nebenschilddrüsen zugrunde. Diese ist bis zu einem gewissen Grad nahezu unvermeidlich, weil die Nebenschilddrüsen von denselben Blutgefäßen versorgt werden, die auch die Schilddrüse versorgen. Die Hauptgefäße der Schilddrüse müssen bei der Operation unterbrochen und ligiert (abgebunden) werden, um die Schilddrüse möglichst ohne Blutungen vollständig entfernen zu können. Dadurch kommt es zum Durchblutungsmangel der sehr eng der Schilddrüse anliegenden Nebenschilddrüsen. Sie können das von ihnen gebildete Hormon, Parathormon, nur noch in geringerem Umfang produzieren und in das Blut abgeben. Da Parathormon für die Regulation des Kalziumwertes im Blut zuständig ist, kommt es nun zum Kalziummangel.

Bei ausgeprägtem Kalziummangel werden Sie unruhig, verspüren überall am Körper ein Kribbelgefühl, manchmal ein pelziges Gefühl um die Lippen und auch Verkrampfungen der Finger, Pfötchenstellung genannt. Bei sehr starkem Kalziummangel treten Muskelversteifungen auf, eine sogenannte Tetanie. Das ist sehr beunruhigend. Es ist nicht lebensgefährlich, aber es sollte zügig etwas dagegen unternommen werden. Am besten wieder im Krankenhaus, wo Ihnen außer Tabletten auch Kalzium über die Vene infundiert werden kann. Meistens tritt dann sehr schnell wieder eine Besserung ein.

Um einen Kalziummangel nach Entfernung der Schilddrüse möglichst zu vermeiden, sollten Sie schon am ersten Tag nach der Operation Kalzium- und Vitamin-D-Tabletten einnehmen. Vitamin D verbessert die Kalziumaufnahme aus dem Darm. Nach ein bis zwei Wochen haben sich die Nebenschilddrüsen fast immer wieder erholt. Die Tabletten können dann schrittweise unter Kontrolle des Kalziumwertes im Blut reduziert werden. Wenn das Kalzium im Normbereich ist, brauchen Sie keine Kalziumtabletten mehr.

(!) ZU VIEL KALZIUM IST AUCH NICHT GUT! Nehmen Sie die Kalziumtabletten nicht länger als nötig ein, denn wenn Sie zu viel Kalzium im Blut haben, kann das Ihre Nieren schädigen. Schonender und sicherer sind natürliche Kalziumquellen, zum Beispiel Milch und Milchprodukte, Joghurt, Käse, grünes Gemüse.

Wenn sich Ihre Kalziumwerte nach zwei bis vier Wochen noch nicht wieder normalisiert haben, ist es ratsam, fachärztlichen Rat bei einer Endokrinologin einzuholen. Sie wird klären, ob die Funktion der Nebenschilddrüsen beeinträchtigt ist oder ob noch andere Faktoren eine Rolle spielen. Hierzu reichen meist wenige Untersuchungen. Die Ärztin wird mit Ihnen auch besprechen, welche Medikamente in welcher Dosierung eingenommen werden müssen und wann die nächsten Kontrollen erfolgen sollten. Ein wirklich dauerhaft behandlungsbedürftiger Kalziummangel, medizinisch gesprochen Hypoparathyreoidismus, ist mit unter einem Prozent nach vollständiger Schilddrüsenentfernung sehr selten.

Schilddrüsenkrebs: Die Operation als Lebensretter

Wird vor oder während der OP Krebs diagnostiziert, stehen die Chancen gut, diesen dauerhaft zu besiegen. Wie gelingt das?

Es gibt nicht den einen Schilddrüsenkrebs, sondern mehrere Arten und Unterformen, die alle unterschiedliche Eigenschaften mit unterschiedlicher Prognose haben. Darüber haben Sie bereits zuvor einiges erfahren. Der häufigste Schilddrüsenkrebs ist mit etwa 80 Prozent aller Schilddrüsenkarzinome das papilläre Karzinom. Zusammen mit dem heute nur noch seltenen follikulären Karzinom bilden beide die Gruppe der „differenzierten" Schilddrüsenkarzinome. Bei diesen Karzinomen ist nicht nur der Aufbau des Krebses noch normalem Schilddrüsengewebe ähnlich, sondern es sind auch Funktionen des normalen Gewebes noch teilweise erhalten geblieben. So zum Beispiel die Fähigkeit, Radiojod aufzunehmen, und Thyreoglobulin, die Vorstufe der Schilddrüsenhormone, zu bilden.

Die Behandlungsmöglichkeiten differenzierter Karzinome sind daher deutlich besser als bei anderen Karzinomtypen, vor allem, wenn Metastasen vorliegen: Diese können meist mit Radiojod erkannt und behandelt werden. Und Thyreoglobulin (TG) kann als Tumormarker im Verlauf eingesetzt werden, um frühzeitig ein Rezidiv, das Wiederauftreten des Tumors, zu erkennen und zu behandeln.

Die beiden anderen Karzinomtypen, medullär und anaplastisch, sind mit jeweils weniger als fünf Prozent wesentlich seltener als differenzierte Karzinome. Beide Karzinomtypen nehmen kein Radiojod auf und produzieren kein Thyreoglobulin. Diagnostik und Behandlung unterscheiden sich daher von den differenzierten Karzinomen.

Ruhig bleiben beim papillären Mikrokarzinom

Kleine papilläre Karzinome sind häufig Zufallsbefunde nach Feinaufarbeitung des entfernten Schilddrüsengewebes durch die Pathologie. Eine weitere Behandlung ist hierbei nur erforderlich, wenn Metastasen festgestellt werden. Aber was ist, wenn ein solcher Krebs bereits vor oder auch während der Operation festgestellt wird? Muss dann die Schilddrüse immer komplett und gegebenenfalls mit den umgebenden Lymphknoten entfernt werden?

Die Antwort ist nein, nicht immer. Wenn die andere Schilddrüsenseite im Ultraschall keine Knoten zeigt, ist das Risiko, dass sich der Krebs auch auf der anderen Seite ausgebreitet hat, sehr gering. Die Entfernung der gesamten Schilddrüse ist dann nicht erforderlich.

HEUTE SCHONENDER ALS FRÜHER: Vor einigen Jahren wurde auch bei kleinen papillären Karzinomen die Schilddrüse vollständig entfernt, um eine Radiojodtherapie durchführen zu können. Davon ist man abgekommen, weil die Komplettentfernung der Schilddrüse keinen Vorteil ergibt gegenüber der alleinigen Entfernung des tumorseitigen Schilddrüsenlappens.

Hat der Krebs allerdings bereits Absiedlungen, also Metastasen, gebildet, führt an der Komplettentfernung kein Weg vorbei, da diese Metastasen mit Radiojod behandelt werden. Eine Radiojodtherapie kann nur dann durchgeführt werden, wenn die Schilddrüse komplett entfernt wurde. Sonst würde das verbliebene normale Schilddrüsengewebe mit den Metastasen um das Radiojod „konkurrieren". Die normale Schilddrüse wäre jedoch immer der Gewinner, weil sie besser in der Lage ist, das Radiojod aufzunehmen als die Metastasen. Die Metastasen könnten nicht durch Radiojod zerstört werden.

Der Einsatz von Radiojod ist aber – wie gesagt – nur dann sinnvoll, wenn Metastasen vorliegen. Ob dies der Fall ist, kann heutzutage auch mit anderen Verfahren als Radiojod festgestellt werden. Dazu gibt es sehr effektive Bildgebungsverfahren, wie zum Beispiel den hochauflösenden Ultraschall, die Computer- oder Kernspintomografie oder die Positronen-Emissionstomografie (PET) in Kombination mit den beiden vorgenannten Verfahren.

Kleine papilläre Karzinome können Lymphknotenmetastasen im Halsbereich verursachen, die im Ultraschall meist gut zu erkennen sind. Metastasen in ferne Organe sind dagegen eine Rarität. Wenn im Ultraschall keine auffälligen Lymphknoten gesehen werden, ist daher eine vorsorglich beidseitige Schilddrüsenentfernung zur Ermöglichung einer Radiojodtherapie nicht erforderlich.

Trotzdem ist Vorsicht geboten: Auch bei kleinen papillären Karzinomen gibt es „die Guten" und die „weniger Guten". Während Erstere durch eine einseitige Lappenentfernung geheilt werden, bedürfen die anderen erhöhter Aufmerksamkeit. Entscheidend ist in erster Linie, wie groß der Tumor ist und ob er Lymphknotenabsiedlungen aufweist oder nicht. Kleine Tumoren von wenigen Millimetern Durchmesser haben nur ein geringes Risiko, zu metastasieren, größere ein höheres. Aber auch die Zellmerkmale des Tumors können wichtig sein. Es gibt Zellmerkmale, zum Beispiel die „Tall cell-Variante", die oft schon durch die Punktion, spätestens bei der Feinaufarbeitung des Gewebes, als risikoreich für Metastasen oder ein Wiederauftreten trotz erfolgreicher Operation zu erkennen sind. In diesem Fall ist eine Totalentfernung der Schilddrüse mit Entfernung der schilddrüsennahen Lymphknoten und nachfolgender Radiojodbehandlung meist sicherer als nur die einseitige Lappenentfernung.

Wenn der Krebs zurückkommt

Wenn die Schilddrüse mit dem Tumor einschließlich der tumorbefallenen Lymphknoten vollständig entfernt wurde, heißt es erst mal Entwarnung: Liegen keine Fernabsiedlungen vor, ist die Prognose sehr gut, die Überlebenschancen betragen über 90 Prozent. Leider gehört es aber zu den Eigenschaften der Schilddrüsenkarzinome, dass bei organüberschreitendem Wachstum oder Lymphknotenmetastasen trotz OP das Risiko eines Rezidivs besteht. Das heißt, der Krebs tritt wieder auf, im Bereich der Schilddrüse oder den noch vorhandenen Lymphknoten, weil einzelne, nicht sichtbare Tumorzellen verblieben sind. Das passiert am häufigsten in den ersten zwei bis fünf Jahren nach der OP, es kann aber auch später dazu kommen.

Doch selbst beim Wiederauftreten kann der Krebs durch eine Operation und gegebenenfalls eine erneute Radiojodtherapie noch erfolgreich behandelt werden. Bei guter Nachsorge können Sie daher sehr sicher sein, dass ein Rezidiv rechtzeitig erkannt und behandelt wird. Eine Radiojodtherapie ist vor allem dann nötig, wenn bei differenzierten Karzinomen Metastasen festgestellt werden. Bei einem Großteil dieser Karzinome ist die Fähigkeit der Metastasen zur Radiojodaufnahme erhalten, sie können also durch Radiojod zerstört werden. Wenn die Metastasen jedoch kein Radiojod aufnehmen, fachsprachlich „radiojodrefraktär" sind, gibt es auch dabei neue medikamentöse Verfahren, die effektiver und nebenwirkungsärmer sind als frühere Chemotherapien. In besonderen Fällen kann auch eine äußere Bestrahlung helfen, das Tumorwachstum zu stoppen.

Wie bereits beschrieben, sollte Schilddrüsenkrebs am besten in einem spezialisierten Zentrum von hiermit besonders erfahrenen Ärztinnen und Ärzten aller beteiligten Fachdisziplinen durchgeführt werden: Chirurgie, Nuklearmedizin, Endokrinologie und Pathologie. Rezidive werden durch derartige Teams rechtzeitig erkannt. Diagnostik und Behandlung werden mit allen Fächern im sogenannten Tumorboard „Schilddrüsenkrebs" besprochen, Empfehlungen gemeinsam erarbeitet und Ihnen anschließend erläutert.

OP bei Lymphknotenmetastasen

Lymphknotenmetastasen im Halsbereich sind vor allem bei größeren Tumoren nicht selten. Sie sollten – wenn immer möglich – operativ entfernt werden. Da in der Umgebung meist auch sogenannte „Satellitenmetastasen" nicht sichtbare Tumorzellen beherbergen, sollte die ganze Lymphknotengruppe, nicht nur der eine sichtbare Lymphknoten, entfernt werden. Medizinisch heißt diese Technik „Kompartmentresektion". Rezidive treten damit wesentlich seltener auf.

Nach Lymphknotenentfernungen treten manchmal Schwellungen des Halses auf, die aber meist in wenigen Tagen wieder rückläufig sind. Sie brauchen keine Sorge zu haben, dass es zum Lymphstau kommt, wie man das früher oft bei Brustkrebsoperationen gesehen hat. Im Halsbereich sind genügend Lymphknoten vorhanden, die den Lymphtransport vollständig übernehmen. Lymphdrainagen sind daher in der Regel nicht erforderlich.

Komplikationen können auch an den Nerven des seitlichen Halses auftreten. Dies betrifft vor allem den Hauptstamm des Stimmbandnerven, den Nervus vagus, aber auch den Stimmbandnerv selbst, der wie der Hauptstamm direkt in der Nähe der zu entfernenden Lymphknoten liegt.

Des Weiteren kann es bei Operationen im seitlichen Halsbereich zu Funktionsstörungen des Schulternerven kommen, des Nervus accessorius. Dieser Nerv ist für die Schulterbeweglichkeit und die Armhebung über die Horizontale verantwortlich. Lähmungen dieses Nerven bedürfen deshalb einer möglichst frühzeitig aktiven Krankengymnastik. Im seitlichen oberen Halsbereich gibt es darüber hinaus weitere Nerven zum Beispiel für die Mund- und Zungenbeweglichkeit, auf deren Schonung zu achten ist.

Das medulläre Karzinom

Medulläre Karzinome unterscheiden sich in vielfacher Hinsicht von den anderen Krebstypen. Das ist für die Diagnostik und Therapie von besonderer Bedeutung. Medulläre Karzinome gehen von den sogenannten C-Zellen aus und nicht von den Schilddrüsenhormonzellen, die T4 und T3 bilden und über 99 Prozent aller Schilddrüsenzellen ausmachen. „C" steht für Kalzitonin, ein Hormon, das in den C-Zellen gebildet wird. Welche Bedeutung das Kalzitonin für den Körper hat, ist bis heute nicht klar. Wir wissen jedoch, dass nach Entfernung der Schilddrüse ein medikamentöser Ersatz des Kalzitonins nicht erforderlich ist.

Weil medulläre Karzinome keine Schilddrüsenhormone produzieren, nehmen sie auch kein (Radio-)Jod auf. Metastasen können somit auch nicht mit Radiojod behandelt werden.

FRÜHERKENNUNG MÖGLICH: Außer bei geringfügiger Erhöhung des Kalzitoninwertes sind Werterhöhungen dieses Hormons immer ein dringender Hinweis auf das Vorliegen eines medullären Karzinoms. Der Kalzitoninwert erlaubt daher eine Frühdiagnose. Deshalb wird in Deutschland auch empfohlen, diesen Wert im Rahmen der Knotendiagnostik zu bestimmen.

GUT AUFGEHOBEN IN SPEZIALISIERTEN ZENTREN

Bei Krebs, aber auch wenn bei einer gutartigen Erkrankung eine komplizierte Operation ansteht, sind spezialisierte Zentren die bessere Wahl.

Practice makes perfect: Die Behandelnden in Schilddrüsenzentren haben viel Erfahrung mit Schilddrüsenerkrankungen, auch mit den eher selteneren. Das ist sehr wertvoll. Mittlerweile wurde durch zahlreiche Studien nachgewiesen, dass die Behandlungsergebnisse besser werden, wenn in Krankenhäusern nicht alle, sondern schwerpunktmäßig nur bestimmte Erkrankungen mit hoher Fallzahl behandelt werden.

Gut aufgehoben bei Profis: In einem spezialisierten Zentrum ist es viel einfacher, die medizinische ärztliche und pflegerische Versorgung zu professionalisieren. Das heißt, die Diagnostik und Therapie zu vereinheitlichen, gleichzeitig aber ebenso die individuellen Unterschiede viel gezielter zu berücksichtigen. Zudem sind Komplikationen seltener, es treten weniger Nebenwirkungen bei der Behandlung auf.

Interdisziplinäre Teamarbeit: In vielen Schilddrüsenzentren arbeiten alle relevanten Fachgebiete, zum Beispiel Endokrinologie, Nuklearmedizin oder Chirurgie, zusammen. Die Wege zum jeweiligen Spezialisten sind kurz, schwierige Entscheidungen können gemeinsam getroffen werden.

Das richtige Zentrum finden: Mittlerweile existieren zahlreiche Formen von Schilddrüsenzentren. Die besten Voraussetzungen für eine medizinisch bestmögliche Behandlung bieten Zentren, die von Fachgesellschaften zertifiziert wurden, zum Beispiel der Deutschen Gesellschaft für Endokrinologie (DGE) oder der Deutschen Gesellschaft für Allgemein- und Viszeralchirurgie (DGAV). Entsprechende Adressen finden Sie im Anhang.

In etwa einem Drittel der Fälle sind medulläre Karzinome vererbbar. In diesen Fällen liegt eine Genmutation vor, die durch einen Bluttest nachgewiesen werden kann. Die Genmutation ist bereits auf Ebene der Keimzellen eingetreten, daher ist sie in allen Körperzellen vorhanden, auch in den C-Zellen der Schilddrüse. Wenn die Mutation bei Kindern von Eltern mit dem vererbbaren medullären Karzinom nachweisbar ist – das Risiko beträgt 50 Prozent –, sollte die Schilddrüse vorsorglich entfernt werden. Denn das Risiko, dass sich sonst Schilddrüsenkrebs entwickelt, liegt bei fast 100 Prozent.

Bei den nicht erblichen, sogenannten sporadischen medullären Karzinomen gibt es in etwa 30 Prozent eine im Schnellschnitt nachweisbare Sonderform, bei der keine Metastasen auftreten. Eine Totalentfernung der Schilddrüse ist in diesen Fällen daher nicht erforderlich. Bei allen anderen Formen des medullären Krebses ist jedoch zusätzlich zur Schilddrüsenentfernung auch eine sorgfältige Lymphknotenentfernung erforderlich, da Lymphknotenmetastasen bereits bei Tumoren im Millimeterbereich auftreten können.

Medulläre Karzinome sind selten, sie machen nur etwa fünf Prozent aller Schilddrüsenkarzinome aus. Wegen ihrer Besonderheiten sollten sie daher immer in spezialisierten Zentren behandelt werden.

Sie sind nicht allein

So viel zur medizinischen Seite. Doch wie geht es Ihnen bei all dem? Gute Prognosen hin oder her, eine Krebsdiagnose ist immer ein Schock, die Behandlung ist meist von starken Sorgen und Ängsten begleitet. Nicht immer kann man allein oder mit Unterstützung von Familie oder Freunden mit der Situation fertig werden. Das ist nur zu verständlich. Aber es gibt Hilfe! Ihre behandelnden Ärztinnen und Ärzte sollten Sie beraten, Ihnen aber auch das Vertrauen und das sichere Gefühl geben, dass alles Notwendige für Sie getan wird. Auch psychologische Hilfe kann dazu beitragen, einen besseren Umgang mit der Situation zu finden. Nicht hoch genug einzuschätzen ist die Hilfe durch andere Betroffene, zum Beispiel in einer Selbsthilfegruppe. Eine Selbsthilfeorganisation wie zum Beispiel die Schilddrüsen-Liga Deutschland oder der Bundesverband Schilddrüsenkrebs kann Sie unterstützen. Andere Betroffene haben Erfahrungen gemacht, die Ihnen helfen können, Ihre Situation besser zu verstehen oder, wenn erforderlich, Spezialisten für die Behandlung zu finden.

SCHILDDRÜSEN-GESUND LEBEN

Das Beste für seine Schilddrüse zu tun, heißt einfach gesund zu leben. Aber es ist mehr. Es gibt zum Beispiel bei bestimmten Schilddrüsenerkrankungen Besonderheiten, die bei der Ernährung zu berücksichtigen sind.

Welche Rolle spielt die Ernährung?

Gesunde Ernährung ist auch bei einer Schilddrüsenerkrankung wichtig. Jod ist ein Baustein. Es gibt aber noch mehr zu beachten.

„Der Weg zur Gesundheit führt durch die Küche, nicht durch die Apotheke“, sagte schon Sebastian Kneipp. Oder noch viel früher Hippokrates: „Wenn wir jedem Individuum das richtige Maß an Nahrung und Bewegung zukommen lassen können, hätten wir den sicheren Weg zur Gesundheit gefunden“. Heute ist vor allem bei Leber-, Nieren- und Darmerkrankungen allgemein bekannt, dass die Ernährung eine große Rolle spielt. Nicht weniger wichtig ist aber auch eine schilddrüsengesunde Ernährung.

Das Erste, was den meisten beim Thema Ernährung und Schilddrüse einfällt, ist die Jodversorgung. Es steht unzweifelhaft fest: ohne ausreichende Jodzufuhr keine normale Schilddrüsenfunktion. Aber auch andere Spurenelemente werden gebraucht, damit die Schilddrüse ihre Aufgaben gut erfüllen kann. Zugleich ist nicht alles, was bei Schilddrüsenbeschwerden angeboten oder empfohlen wird, durch wissenschaftliche Studien belegt. Einen allgemeinen Überblick über Mikronährstoffe und deren Bedeutung für unsere Gesundheit (nicht nur für die Schilddrüse) bietet Ihnen der Ratgeber „Vitamine, Mineralstoffe, Spurenelemente“ von der Stiftung Warentest.

Ernsthafte Schilddrüsenerkrankungen lassen sich leider nicht allein über eine Ernährungsumstellung heilen. Darauf zu achten, was man isst, kann aber eine wichtige Unterstützung der Behandlung sein und das Wohlbefinden steigern.

Kommen wir zunächst zum Jod, das als Grundbestandteil der Schilddrüsenhormone für uns lebenswichtig ist (mehr darüber haben Sie schon in den ersten Kapiteln erfahren). Mensch und Tier brauchen Jod aus der Umwelt, weil der Körper nicht in der Lage ist, genug Jod in Eigenproduktion herzustellen. Jod aus der Umwelt kommt aus der Luft, dem Trinkwasser und aus Salz. Die Hauptquellen für Jod sind Seetang und Meerestiere.

Jodsalzprophylaxe: Warum sie eine Hilfe ist

Dass es vorwiegend in Bergregionen bei Menschen zu Kropfbildungen kam, ist Teil der jahrhundertealten Kultur- und Medizingeschichte. Dass zwischen diesem Phänomen und Jod ein kausaler Zusammenhang besteht, konnte allerdings erst herausgefunden werden, nachdem Bernard Courtois 1811 das Jod bei der Salpeterherstellung entdeckt hatte – Salpeter, das zur Herstellung von Schießpulver für Napoleons Armee benötigt wurde.

Nachdem der Zusammenhang zwischen Jodmangel und Struma in teils hitzigen wissenschaftlichen Debatten geklärt werden konnte, wurde dann endlich, 100 Jahre später, Anfang der Zwanzigerjahre des 19. Jahrhunderts (1922) erstmals in der Schweiz eine Jodsalzprophylaxe bei Schulkindern eingeführt, um spätere Kropfbildungen zu vermeiden.

Die Jodierung des Speisesalzes ist relativ einfach und kostengünstig. Als Strumaprophylaxe war sie seit ihrer Einführung jedoch immer wieder heftig umstritten. Einer der Hauptgründe war die daraufhin beobachtete Zunahme von Schilddrüsenüberfunktionen. So wurden zum Beispiel in den USA in den Jahren von 1925 bis 1942 über 10 000 Todesfälle infolge Jod-induzierter Schilddrüsenüberfunktionen gesehen. Das ist einer der wesentlichen Gründe dafür, dass es in Europa und Deutschland keine gesetzlichen Vorschriften zu einer „Zwangsjodierung" des Speisesalzes gibt. Die Lebensmittelhersteller können also über die Jodierung ihres Speisesalzes selbst entscheiden.

Jodiertes Speisesalz enthält in Deutschland hauptsächlich Kalium- oder Natriumjodat. Der vorgeschriebene Jodgehalt liegt zwischen 15 und 25 Milligramm Jod pro Kilogramm Speisesalz. Ein gestrichener Teelöffel mit 5 Gramm Speisesalz würde einer Zufuhr von etwa 100 Mikrogramm Jod entsprechen. Das wäre die Hälfte der für Erwachsene empfohlenen Tagesdosis.

(!) **LÖFFELWEISE SALZ? BITTE NICHT! Heißt das nun, dass Sie einfach zwei Löffel Jodsalz pro Tag essen sollen? Nein, natürlich nicht! Denn zu viel Salz ist bekanntlich auch nicht gut. Es kann zu erhöhtem Blutdruck mit all seinen Folgen führen. Daher sollte eine unkontrollierte Zufuhr von Jodsalz auf jeden Fall vermieden werden.**

UNICEF, WHO und die Amerikanische Schilddrüsengesellschaft ATA setzen sich uneingeschränkt für eine national regulierte Jodsalzprophylaxe ein. Eine damit verbundene Überwachung durch entsprechende Programme zur Feststellung der Jodausscheidung im Urin und anderer Biomarker hilft festzustellen, ob und gegebenenfalls welche Nachteile sich daraus ergeben.

Die überwältigenden Vorteile der Jodsalzprophylaxe zur Bekämpfung der aus dem Jodmangel resultierenden, teils lebenslang wirkenden Schäden überwiegen die potenziellen Nachteile der Speisesalzjodierung bei Weitem. Heute noch ist der Jodmangel weltweit die bedeutendste Ursache für intellektuelle Beeinträchtigung. Nicht zuletzt trägt der Jodmangel auch zur Häufigkeit der Jodmangelstruma, zu Cretinismus, Wachstumsrückstand, Fehlgeburt und Säuglingssterblichkeit bei. Dennoch: Auch zu viel Jod(-Salz) kann ein Problem sein, mehr dazu im Folgenden.

Wie viel Jod braucht der Mensch?

Die Deutsche Gesellschaft für Ernährung empfiehlt zur Deckung des täglichen Jodbedarfs altersabhängig eine Jodaufnahme von 40 bis 80 Mikrogramm bei Säuglingen, abgestuft nach Alter 100 bis 200 Mikrogramm bei Kindern unter 13 Jahren, und 180 bis 200 Mikrogramm bei Jugendlichen und Erwachsenen. In der Schwangerschaft und der Stillzeit ist der Jodbedarf besonders groß, die empfohlene Jodaufnahme beträgt dann 230 bis 260 Mikrogramm.

Es wird geschätzt, dass aktuell etwa 88 Prozent der Weltbevölkerung jodiertes Speisesalz verwenden. Die Anzahl der Länder mit hinreichender Jodzufuhr ist dadurch in den letzten 20 Jahren von 67 auf 117 gestiegen. Die Kropfhäufigkeit ist weltweit von 13 Prozent auf drei Prozent gefallen. Eine wirkliche Erfolgsgeschichte, die vor genau 100 Jahren in der Schweiz zunächst mit großen Widerständen und Misserfolgen begann. Wer genau wissen will, ob er zu viel oder zu wenig Jod eingenommen hat, muss die Jodausscheidung im Urin bestimmen lassen. Sie spiegelt am besten wider, wie viel Jod der Körper aus allen Jodquellen seiner Ernährung aufgenommen hat.

Natürlich müssen Sie Ihre Jodzufuhr nicht tagtäglich aufs Mikrogramm genau berechnen. Der beste und gesündeste Weg, sich ausreichend zu versorgen, ist immer eine ausgewogene, abwechslungsreiche Ernährung. Dass das allerdings in der Praxis oft nicht optimal funktioniert, zeigen Studien, nach denen die durchschnittliche Jodaufnahme bei Erwachsenen nur 100 Mikrogramm pro Tag beträgt, also nur etwa die Hälfte der empfohlenen Menge. Betroffen ist davon etwa ein Drittel der Bevölkerung in Deutschland. Vegetarier sind Jodmangel eher ausgesetzt. Es lohnt sich, hier noch etwas nachzujustieren, also für etwas mehr Jod auf dem Teller zu sorgen.

So kommt Jod auf den Teller

Wo ist nun aber Jod drin? Im Internet gibt es dazu sehr detaillierte Tabellen. Einen ersten Überblick finden Sie auf Seite 157. Der Blick auf diese Seite verrät vor allem zwei Dinge: Einerseits findet sich Jod in durchaus überraschenden Lebensmitteln – wer denkt bei Jod schon an Spinat und Champignons? Andererseits steht aber auch unzweifelhaft fest: Die mit deutlichem Abstand besten Jodlieferanten kommen aus dem Meer.

Wenn Sie ohnehin gern Fisch essen, tun Sie das also weiterhin, vielleicht sogar noch öfter. Bei Verwendung von jodangereichertem Futter sind zudem Fleischprodukte, Eier, Milch und Milchprodukte gute Jodquellen. Auch die Verwendung von Speisesalz bei der Backwarenherstellung kann die Jodzufuhr steigern.

FREITAG IST FISCHTAG: Vor allem in christlichen Gegenden ist es üblich, in Gedenken an den Todestag von Jesus Christus (Karfreitag) an Freitagen kein Fleisch zu essen; stattdessen weicht man auf Fisch aus. Mit Blick auf die Schilddrüsengesundheit eine nachahmenswerte Tradition. Ob Sie dafür den Freitag oder einen anderen Wochentag wählen, ist der Schilddrüse natürlich egal.

Schwieriger wird es mit der Jodversorgung, wenn Sie keinen Fisch und vielleicht auch kein Fleisch und keine tierischen Produkte essen, im Rahmen einer vegetarischen oder veganen Lebensweise. Dahinter stehen meist ethische Überlegungen, etwa die grundsätzliche Entscheidung, keine Produkte von Lebewesen zu essen. Wie strikt Sie das auslegen, ist natürlich eine sehr persönliche Entscheidung. Wenn Sie aber hin und wieder zu Ausnahmen bereit sind, empfiehlt es sich aus gesundheitlicher Sicht auf jeden Fall, diese beim Fisch zu machen. Gerade für Veganerinnen und Veganer, die auch auf Milchprodukte und Eier verzichten, kann die Jodzufuhr zum Problem werden. Es gibt zwar auch Jod in Nüssen und Gemüse, aber leider nur relativ wenig. Gute pflanzliche Jodquellen aus dem Meer sind Algen und Seetang, so enthalten etwa Nori-Algen 300 Mikrogramm Jod pro 100 Gramm, in getrockneter Form noch deutlich mehr. Doch Vorsicht: Getrocknete Algen sind keine empfehlenswerte Jodquelle, da man damit schnell zu viel Jod zu sich nimmt (mehr dazu gleich). Unter Umständen kann es sinnvoll sein, Jod mit Nahrungsergänzungsmitteln zu supplementieren. Besprechen Sie das aber unbedingt vorher mit Ihrem Arzt.

Bei Jod gibt's auch ein Zuviel

„Jod ist gut für die Schilddrüse; also brauche ich viel Jod, weil ich eine Schilddrüsenerkrankung habe." Das klingt schlüssig, ist aber leider zu stark vereinfacht und unter Umständen sogar ein gefährlicher Fehlschluss.

Wenn Sie beispielsweise eine Schilddrüsenautonomie haben, sollten Sie es unbedingt vermeiden, zu viel Jod zu sich zu nehmen, weil es dadurch zur Schilddrüsenüberfunktion kommen kann. Autonome Zellen, Gruppen von Zellen oder Knoten raffen das Jod an sich und bilden noch mehr Hormone, obwohl es ohnehin schon zu viele sind. In seltenen Fällen kann schon ein Urlaub an der See eine Überfunktion auslösen. Aber keine Angst! Ein bisschen Zuviel ist nicht gleich gefährlich, Sie sollten allerdings vorsichtig sein. Das gilt insbesondere für „nicht natürliche" Jodquellen, also jodhaltige Nahrungsergänzungsmittel, aber auch für getrocknete Algen, da es hier viel schneller zu einer Überdosierung kommen kann als bei einer normalen, ausgewogenen Ernährung.

„MULTIVITAMIN" ENTHÄLT AUCH OFT JOD: Nicht immer steht „Jod" groß und deutlich auf der Packung. Auch viele Kombi- und Multivitaminpräparate enthalten unter anderem Jod, was leicht übersehen wird. Der sicherste Weg ist daher, immer vorher mit Ihrem Arzt zu besprechen, ob und welche Nahrungsergänzungsmittel für Sie sinnvoll sind.

Bei Patientinnen und Patienten mit Hashimoto und Basedow kann Jod den Autoimmunprozess in der Schilddrüse anheizen und die Antikörperbildung steigern. Bei Hashimoto empfiehlt sich daher für Betroffene mit Unterfunktion, von Kombinationspräparaten aus Levothyroxin und Jod Abstand zu nehmen. Jedenfalls sollte die empfohlene Jodzufuhr nicht überschritten werden.

Hashimoto- und Basedow-Patientinnen und -Patienten haben es nicht immer einfach, bei ihrer Ernährung ein Zuviel an Jod zu vermeiden. Bei unverpackter Ware muss die Verwendung von Jod nicht ausgezeichnet werden. Bei verpackter Ware muss in der Zutatenliste nur „jodiertes Speisesalz" angegeben werden, jedoch ohne genaue Mengenangabe. Auf der sicheren Seite sind Sie bei selbst Gekochtem, verzichten Sie dabei auf jodiertes Speisesalz.

Wenn zu viel Jod für Sie ein Problem darstellt, kann es möglicherweise in Ihrem Fall sogar sinnvoll sein, auf die (für die meisten Menschen sehr gesunden) Jodquellen aus dem Meer, also Fisch, Algen und Meeresfrüchte, zu verzichten.

Was der Schilddrüse schaden kann

Neben Jod braucht die Schilddrüse noch weitere Mikronährstoffe, dazu gleich mehr. Es gibt aber auch Lebensmittel, die der Schilddrüse schaden, weil sie sich negativ auf die Hormonbildung auswirken. Eine Rolle spielen dabei sogenannte pflanzliche Goitrogene. Das sind Substanzen, die die Jodaufnahme in die Schilddrüse, die Schilddrüsenhormonbildung, ihren Transport und Umsatz im Körper behindern. Sie sind in rohem Gemüse enthalten, zum Beispiel in rohem Brokkoli, Grünkohl, Blumenkohl, Rosenkohl, Rüben, Weißkohl, Spitzkohl, Raps und anderen. Soja und Hirse sind reich an sogenannten Flavonoiden, die ebenfalls Bildung und Wirkung der Schilddrüsenhormone negativ beeinflussen.

Davon sollten Sie sich aber nicht zu stark beunruhigen lassen. Die Betonung liegt auf rohem Gemüse: Der Effekt kann durch entsprechende Zubereitung aufgehoben werden. Die meisten der eben genannten Gemüsesorten würden Sie vermutlich ohnehin ungern roh essen. Und auch wenn Sie doch hin und wieder gern Rohkost knabbern, ist das natürlich nicht gleich gesundheitsschädlich. Wie so oft beim Thema Ernährung gilt: Wichtig ist ein vernünftiges Maß und Ausgewogenheit.

Schlecht für die Schilddrüse sind auch sogenannte endokrin aktive Substanzen. Es gibt Hinweise dafür, dass neben verschiedenen Medikamenten, wie zum Beispiel Lithium und einigen Schlaf- und Beruhigungspräparaten, auch bestimmte, in der Umwelt vorhandene Substanzen an verschiedenen Stellen die Schilddrüsenhormonbildung, ihren Transport und Umsatz beeinträchtigen können. Dazu gehören zum Beispiel Schwermetalle, Pestizide, Detergenzien und Verbrennungsnebenprodukte, aber auch sogenannte Weichmacher und möglicherweise manche Kosmetika und Körperpflegemittel. Exponierte Personen, insbesondere Frauen in Schwangerschaft und Stillzeit, sowie Jugendliche sollten darauf besonders achten.

Selen: Überschätzter Geheimtipp

Selen ist wichtig für die Schilddrüsenhormonproduktion. Einige versprechen sich darüber hinaus sehr viel von diesem Spurenelement: Selen soll Strumabildung vermeiden, einen günstigeren Verlauf bei Hashimoto und Basedow bewirken, eventuell sogar der Tumorbildung vorbeugen. Ob all das stimmt, ist bis heute offen. Nicht zuletzt deshalb, weil unklar ist, welche Wechselwirkungen es zwischen Jod und Selen gibt.

Es gibt zwar Studien zu Selen, diese wurden aber mit sehr unterschiedlichen Patientengruppen durchgeführt. Auch die Selendosierungen waren unterschiedlich, manchmal 80, manchmal 100 oder sogar 200 Mikrogramm pro Tag. Nicht zuletzt wurden auch unterschiedliche Selenpräparate verwendet, Selenmethionin oder Natriumselen. In manchen Studien wurde Selen in Kombination mit Levothyroxin verabreicht, in anderen nicht. Bei der Therapie mit LT4 wurde kein Effekt auf die Höhe der TPO-Antikörper unter zusätzlicher Selengabe gesehen.

Ob die bessere Resorption von Selenmethionin gegenüber Natriumselen einen Einfluss auf die TPO-Antikörperbildung bei Hashimoto hat, ist unklar. Unklar ist auch, ob Selen bei Hashimoto eine nachhaltige Wirkung nur bei denjenigen hat, die als Neuerkrankte wegen Unterfunktion Levothyroxin erhalten, oder ob es sich auch bei schon lange bestehender Hashimoto als günstig erweist. Ob die TPO-antikörpersenkende Wirkung von Selen, wenn vorhanden, länger als zwölf Monate anhält, und das Befinden bei Hashimoto erkennbar und nachhaltig bessert, ist ebenfalls unklar.

DA IST JOD DRIN

Vor allem Meeresfische, aber auch andere Lebensmittel, enthalten Jod. So viel steckt ungefähr in 100 Gramm, wobei der Jodgehalt schwanken kann.

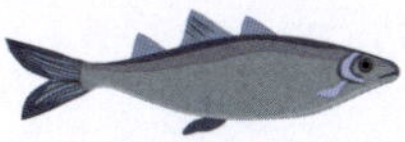

Schellfisch
416 µg

Meeräsche
330 µg

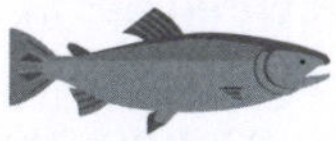

Seelachs
260 µg

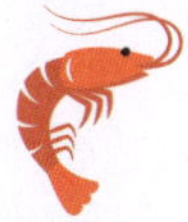

Krabbe
163 µg

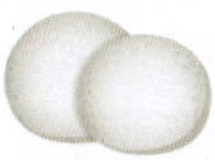

Mozzarella
150 µg

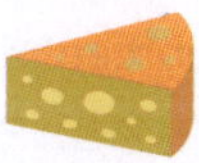

Gouda
21 µg

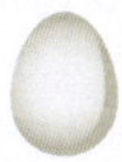

Hühnerei
9,4 µg

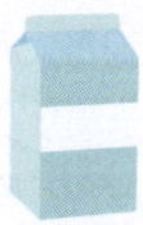

Kuhmilch
12 µg

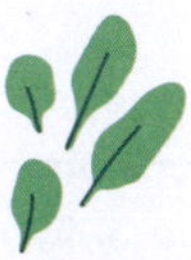

Spinat
20 µg

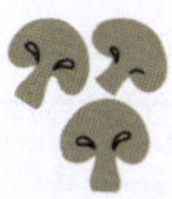

Champignons
18 µg

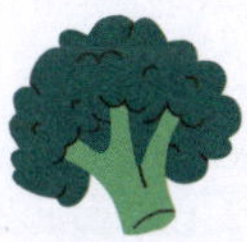

Brokkoli
15 µg

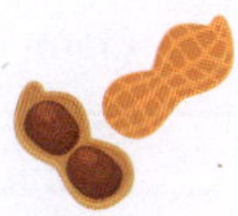

Erdnuss
13 µg

Beim Morbus Basedow mit milden Augensymptomen kann Selen möglicherweise hilfreich sein. Gesichert ist das jedoch nicht.

Was heißt das nun für Sie? Sicher ist es sinnvoll, den Selenbedarf zu decken. Gute Selenquellen sind Fleisch, Fisch, Eier, Pilze, Kohl- und Zwiebelgemüse, Linsen, Spargel und Nüsse. Die Normwerte für Selen betragen für Männer 70, für Frauen 60 Mikrogramm pro Tag, Stillende sollten 75 Mikrogramm pro Tag zu sich nehmen. In Europa ist ein Selenmangel selten. Wenn Sie sich einigermaßen ausgewogen ernähren, sind Sie in der Regel auf der sicheren Seite.

Ein Mangel kann auftreten bei sehr einseitiger veganer Ernährung und bei entzündlichen Darmerkrankungen und Kurzdarmsyndrom mit eingeschränkter Selenaufnahme. Im Zweifelsfall sollten Sie das abklären lassen.

Von Selenpräparaten, die als Wundermittel bei Schilddrüsenproblemen angepriesen werden, sollten Sie sich hingegen nicht zu viel versprechen. Hinzu kommt: Selen ist nicht völlig unbedenklich, sondern kann Nebenwirkungen auslösen. Mit Selen behandelte Patienten hatten vermehrt Magenbeschwerden, Kopfschmerzen und Hautausschlag. Bei sehr übermäßiger Selenzufuhr kann es zu Herzversagen, Kammerflimmern, Haarausfall und anderen Erscheinungen kommen. Auch bei Selen gilt daher: Nehmen Sie keine Nahrungsergänzungsmittel auf eigene Faust ein, sondern besprechen Sie das Thema zunächst mit Ihrer Ärztin oder Ihrem Arzt.

Die Schilddrüse braucht Eisen

Eisen ist Bestandteil des für die Schilddrüsenhormonbildung wichtigen Enzyms Thyreoperoxidase (TPO). Sie haben dieses Enzym bereits kennengelernt bei der Beschreibung der Hashimoto-Thyreoiditis, bei der Antikörper gegen TPO gebildet werden. Die bedarfsgerechte Hormonbildung hängt somit von einer ausreichenden Eisenversorgung des Körpers ab.

Eisen ist bekanntlich auch wichtig für die Blutbildung und den Sauerstofftransport der roten Blutkörperchen. Einen Mangel sollten Sie also in jedem Fall ausgleichen. Der tägliche Eisenbedarf beträgt bei Kindern unter zehn Jahren 7 bis 10 Milligramm, bei Jugendlichen und Erwachsenen ohne Regelblutung 11, mit Regelblutung 16 Milligramm, bei Schwangeren 27 und bei Stillenden 16 Milligramm. Eisenreiche Lebensmittel sind zum Beispiel Schweineleber (19,5 Milligramm pro 100 Gramm), Hühnereigelb, Rinderleber und Blutwurst. Aber auch für Vegetarier und Veganer gibt es gute Eisenquellen, zum Beispiel Kidneybohnen, Linsen, Pfifferlinge, weiße Bohnen und Hirse (jeweils 6 bis 8 Milligramm pro 100 Gramm) sowie Erbsen, Haferflocken, Schwarzwurzel und Mangold (jeweils 3 bis 5 Milligramm pro 100 Gramm).

Wichtig ist aber nicht nur das Eisen selbst, sondern auch Vitamin C, denn es fördert die Eisenaufnahme. Hemmend wirken sogenannte Polyphenole in Pflaumen, Tee und manchen Säften; außerdem pflanzliche Eiweiße, zum Beispiel in Vollkornprodukten; Phytinsäure, ebenfalls in Vollkornprodukten, Reis, Soja, Mais, Getreide, und Hülsenfrüchte; sowie Oxalsäure, zum Beispiel in Blattgemüsen wie Rhabarber und Spinat (!), sowie Rotwein, Kaffee, Tee und Cola.

GELASSEN BLEIBEN, AUSGEWOGEN ESSEN: Das klingt nun, als ob es hier eine Menge zu beachten gäbe. Aber keine Sorge: Ihre Eisenversorgung bricht nicht gleich in sich zusammen, wenn Sie die Rinderleber mit Spinat essen oder zur Pfifferlingpfanne einen Tee trinken. Der beste, meist ausreichende Weg, die Eisenversorgung sicherzustellen, ist eine ausgewogene Ernährung.

Von Mangelzuständen abgesehen rät das Bundesinstitut für Risikobewertung davon ab, Eisen in Nahrungsergänzungsmitteln oder angereicherten Lebensmitteln zu sich zu nehmen. Falls Sie vermuten, einen Eisenmangel zu haben, lassen Sie das abklären.

Vitamin D – das Sonnenvitamin

Ein weiterer Kandidat für eine gesunde Schilddrüse ist Vitamin D. Wenn man es aber genau nimmt, hat dieses Vitamin in diesem Kapitel eigentlich nichts zu suchen. Denn Vitamin D bekommen wir (fast) nicht aus der Nahrung, sondern von der Sonne. Besser gesagt wird Vitamin D mithilfe der UV-B-Strahlung in der Haut gebildet. Für 80 bis 90 Prozent des Vitamin-D-Bedarfs sorgt der Körper also selbst – vorausgesetzt, die Haut bekommt ausreichend Sonnenlicht ab.

Vitamin D stimuliert die Kalziumaufnahme durch den Darm und reguliert den Mineralstoffwechsel der Knochen. Es ist wichtig für die Muskelfunktion und hat positive Effekte auf das Immunsystem.

Es wurde daher vermutet, dass Vitamin D auch bei Hashimoto und Basedow einen günstigen Einfluss auf das Immunsystem in der Schilddrüse haben kann. Das konnte jedoch durch eine aktuelle, groß angelegte, prospektiv kontrollierte Studie nicht bestätigt werden. Letztlich ist unklar, ob Vitamin-D-Mangel mitursächlich an der Immunstörung der Schilddrüse ist, oder umgekehrt, der Vitamin-D-Mangel dessen Folge.

Aus praktischen Überlegungen spricht allerdings einiges dafür, jedenfalls nichts dagegen, bei Patientinnen und Patienten mit Autoimmunerkrankung einen Vitamin-D-Mangel durch entsprechende Vitamin-D-Zufuhr auszugleichen.

Ernährung bei Hashimoto

Neben den bereits angesprochenen Faktoren sind bei Hashimoto noch einige andere im Gespräch, die eventuell eine Rolle spielen. So steht beispielsweise Gluten im Verdacht, die Entwicklung und den Verlauf der Hashimoto-Erkrankung negativ beeinflussen zu können. Die Eiweißbestandteile des Glutens, Gliadin und Glutetinin, sind in den meisten Getreidesorten enthalten, insbesondere Weizen, aber auch Roggen oder Dinkel, Gerste und Grünkern. Gluten entsteht bei der Getreideverarbeitung durch Nasswerden aus den genannten Eiweißen. Gluten kann eine Zöliakie auslösen. Das betrifft etwa ein Prozent der Bevölkerung, ist also relativ selten.

Ob ein Zusammenhang zwischen der Aufnahme glutenhaltiger Lebensmittel und Hashimoto besteht, ist bislang unklar. Das liegt nicht zuletzt daran, dass die etwa acht- bis zehnmal häufiger als Zöliakie vorkommende Hashimoto und die mit Gliadin-Antikörpern einhergehende Glutenunverträglichkeit unabhängig voneinander auch gemeinsam auftreten können. Dieses Zusammenkommen wird jedoch nur bei etwa zwei Prozent der Hashimoto-Patientinnen und -Patienten gesehen. Inwieweit genetische Faktoren das gleichzeitige Vorkommen beider Erkrankungen begünstigen, ist nicht geklärt.

MANCHMAL HILFT AUSPROBIEREN: Wagen Sie doch einfach einen Praxisversuch: Wenn glutenarme oder glutenfreie Ernährung zur Besserung Ihrer Beschwerden führt, sollten Sie sich glutenfrei oder zumindest glutenarm ernähren.

Wenn Sie Hashimoto haben, sollten Sie außerdem auf eine ausreichende Zinkzufuhr achten. Zink kann sich günstig auf die Infektanfälligkeit und das Allgemeinbefinden bei Hashimoto-Betroffenen auswirken. Zink ist wichtig für zahlreiche Stoffwechselleistungen und das Immunsystem. Liegt ein Zinkmangel vor, sollte dieser behandelt werden. Zinkpräparate sollten allerdings ebenso wie zum Beispiel auch Magnesium und Eisen nicht zusammen mit Levothyroxin eingenommen werden, da das die Schilddrüsenhormonwirkung hemmt.

Der Tagesbedarf an Zink beträgt für Frauen 7 bis 10 Milligramm, für Männer 11 bis 16 Milligramm. Tierische Kost als Zinkquelle verwertet der Körper besser als pflanzliche, weil diese Stoffe enthalten, die die Zinkaufnahme im Darm hemmen können. Vor allem Austern enthalten sehr viel Zink. Auch die meisten Fleisch- und Fischarten und Milchprodukte enthalten Zink.

Vielleicht haben Sie auch davon gehört, dass Ihre Darmflora bei Hashimoto eine Rolle spielen kann. Möglicherweise stimmt das. In einer detaillierten Untersuchung der Darmflora bei Hashimoto-Betroffenen wurde kürzlich nachgewiesen, dass bei diesen Menschen im Vergleich zu Gesunden Veränderungen der Darmflora signifikant häufiger vorlagen. Wie genau hier die Zusammenhänge sind, und vor allem, ob eine Verbesserung der Darmflora die Beschwerden lindern kann, ist noch nicht geklärt. Es lohnt sich aber, das Thema im Blick zu behalten. Auf Ihr Mikrobiom können Sie durch gesunde Ernährung beträchtlichen Einfluss nehmen.

Mediterrane Ernährung kann helfen

In Studien konnte nachgewiesen werden, dass die „westliche" Ernährungsweise mit viel Kalorien, Fetten, Proteinen, Salz und Zucker die Entwicklung von Autoimmunerkrankungen wie beispielsweise Hashimoto begünstigen kann. Entzündungsvorgänge und veränderte Mechanismen der Immunantwort werden dafür verantwortlich gemacht. Ein Zusammenhang zwischen Ernährungsgewohnheiten und Autoimmunerkrankungen wird für mehrere Autoimmunerkrankungen vermutet, zum Beispiel rheumatoide Arthritis, multiple Sklerose, Schuppenflechte und chronisch-entzündliche Darmerkrankungen.

Eine gute Alternative kann hier die sogenannte mediterrane Ernährung sein. Diese basiert vor allem auf Obst und Gemüse,

Hülsenfrüchten, Vollkornprodukten und Olivenöl, auch Fisch. Milchprodukte werden nur in Maßen gegessen, Fleisch nur sehr selten.

Es gibt erste Hinweise dafür, dass die Hashimoto durch eine mediterrane Ernährungsweise günstig beeinflusst werden kann. Dies zeigte eine Studie an 200 Personen mit und ohne Hashimoto: Personen, die häufiger tierische Produkte, mehr „rotes", weniger Geflügelfleisch, weniger Obst und Gemüse zu sich nahmen, hatten häufiger Hashimoto als Personen, die sich mediterran ernährten. Bei Hashimoto-Patientinnen wurden signifikant häufiger Blutmarker für oxidativen Stress als Folge des Fleischkonsums nachgewiesen als nach mediterraner Ernährung.

Auch hier kann es sich lohnen, es einfach mal auszuprobieren. Das ist allein schon deshalb eine gute Idee, weil die mediterrane Ernährungsweise generell als sehr gesund gilt.

Schilddrüse und Gewicht: Was ist hier dran?

Für viele Betroffene sind Gewichtsveränderungen besonders belastend. Aber wie viel Einfluss hat die Schilddrüse wirklich?

Ist Ihre Schilddrüse schuld, wenn Sie zugenommen oder auch abgenommen haben? Das fragen sich viele Betroffene. Gewichtsveränderungen sind bei Schilddrüsenerkrankungen ein häufiges Problem. Dass die Schilddrüse tatsächlich die Ursache ist, ist einigermaßen sicher, soweit es um eine nicht oder nicht genügend behandelte Über- oder Unterfunktion geht. Konkret bedeutet das: Bei einer Überfunktion nimmt man ab, obwohl man mehr Appetit hat und mehr isst. Bei einer Unterfunktion hingegen steigt das Gewicht, ohne dass man mehr isst als bisher.

Das ist nachvollziehbar nach allem, was Sie in den vorangegangenen Kapiteln lesen konnten, zugleich ist es aber auch stark vereinfacht und pauschalisiert. In der Realität ist der Fall oft weniger eindeutig. So kann auch die Behandlung selbst eine nicht zu unterschätzende Rolle spielen. Manchmal ist das eine, die Erkrankung, vom anderen, der Therapie, nur schwer zu trennen.

So zeigte sich zum Beispiel bei Patientinnen und Patienten mit Überfunktion, dass die Netto-Gewichtszunahme, also der Unterschied zwischen dem Gewicht vor und nach der Behandlung mit Thyreostatika oder Radiojod, bei Männern ein Plus von 8, bei Frauen von 5 Kilogramm nach sich zog. Nach Radiojod noch etwas mehr als nach Thyreostatika. Da letztlich im Einzelfall nicht immer ganz klar ist, welches die genauen Ursachen der Gewichtszunahme sind, sollten in jedem Fall TSH und FT4 gut kontrolliert werden. Hohe TSH-Werte, die als Behandlungsfolge eine Unterfunktion anzeigen, sollten frühzeitig erkannt und entsprechend behandelt werden.

Gewichtszunahme nach Schilddrüsenentfernung

Wenn eine Operation wegen einer Überfunktion erfolgte, erklärt man sich die nachfolgende Gewichtszunahme dadurch, dass sich der Stoffwechsel vor der Operation an den erhöhten Umsatz quasi gewöhnt hat. Nach der Operation besteht wegen der jetzt geringeren Hormonkonzentration eine relative Unterfunktion, die zu einer Gewichtszunahme führt. Es ist daher außerordentlich wichtig, dass die TSH-Werte frühzeitig nach der Operation kontrolliert werden und am besten gleich am ersten Tag nach der Operation mit der Schilddrüsenhormonsubstitution begonnen wird. Ihr Körper soll gar nicht merken, dass die Schilddrüse jetzt fehlt. Zu der mit der Operation verbundenen Stoffwechselumstellung sollte nicht auch noch eine Unterfunktion durch verzögerten Hormonersatz dazukommen. Das würde sonst die weitere Einstellung der Levothyroxindosis erschweren. Und ist eine Gewichtszunahme erst einmal eingetreten, ist es bekanntlich nicht so leicht, die Kilos wieder loszuwerden.

Das Fehlen der Schilddrüse nach der OP ist jedoch nicht immer der Grund für die Gewichtszunahme. Aktuelle Studien haben ergeben, dass nach Schilddrüsenentfernung ebenso wegen Knotenstruma wie auch wegen Schilddrüsenkrebs die Gewichtszunahme in den ersten beiden Jahren insgesamt etwa ein Kilogramm betrug – das Gleiche konnte man aber auch bei Menschen mit gutartigen Knoten beobachten, die nicht operiert wurden. Ein geringer Teil der Operierten kann allerdings deutlich mehr an Gewicht zunehmen, ohne dass immer ein Zusammenhang mit Alter, Geschlecht, Menopause, Ausgangsgewicht, TSH-Wert oder anderen Faktoren gesichert werden kann. Häufig ist es nicht nur einer dieser Faktoren. Mehrere Jahre nach der Operation reduziert sich meist die Gewichtszunahme, aber viele erreichen nicht ganz das Ausgangsgewicht.

LEVOTHYROXIN IST KEIN ABNEHMMITTEL! Bei Übergewicht die LT4-Dosis erhöhen, um die Pfunde loszuwerden? Das funktioniert nicht. Es kann sogar das Gegenteil passieren: Eine zu hohe LT4-Dosis schadet nicht nur Herz und Knochen, sie erhöht auch den T3-Spiegel im Gehirn, was den Appetit steigert. Levothyroxin korrigiert eine Unterfunktion. Zur Behandlung von Übergewicht ist es ungeeignet.

Engmaschige Gewichtskontrollen, sorgfältige Überwachung, Kontrolle der Schilddrüsenhormonsubstitution und gegebenenfalls eine Dosisanpassung sind wichtige Maßnahmen zur Gewichtskontrolle. Aber vergessen Sie nicht: Ernährung und Bewegung sind die wichtigsten Stellgrößen, die Sie selbst beeinflussen können.

Frust statt Motivation?

Wie man schlank wird oder bleibt, wissen wir alle: gesund und kalorienarm ernähren und sich viel bewegen, um Kalorien zu verbrennen. Klingt einfach, fällt aber sehr schwer in einer Welt, in der überall köstliche Kalorienbomben oder bequeme Sofas locken. Zum Allgemeinwissen rund um die Schilddrüse gehört außerdem: Macht diese schlapp, wird man dick. Wen das betrifft, dem fällt es vielleicht noch schwerer, sich zum Abnehmen zu motivieren. Es ist schließlich frustrierend, wenn man im ohnehin schon schweren Kampf gegen den inneren Schweinehund auch noch einen klaren Nachteil hat, weil der eigene Stoffwechsel nicht optimal funktioniert. Schlimmstenfalls gibt man es dann gleich auf.

Aus diesem Dilemma herauszukommen, ist nicht leicht. Für manche ist es vielleicht tatsächlich der beste Weg, sich, zumindest vorerst, mit ein paar Extrakilos anzufreunden. Das seelische Wohlbefinden kann wichtiger sein als das Idealgewicht! Auf jeden Fall gilt: „Crash-Diäten“ sind nicht die Lösung. Besser ist es, die Ernährungsweise und den Lebensstil langsam und nachhaltig zu verändern, mit gesunden Gerichten, die lecker schmecken und satt machen, und mit Bewegung, die nicht „auspowert“, sondern Freude macht. Dabei kann unter Umständen eine Ernährungsberatung helfen.

Schluss mit dem Rauchen

Jeder weiß, dass Rauchen die Ursache lebensbedrohlicher Erkrankungen sein kann. Auch der Schilddrüse kann es schaden.

Rauchen ist ungesund. Das weiß jeder, auch jede Raucherin, jeder Raucher. Diese Menschen wissen aber meist auch, wie schwer es sein kann, die Nikotinsucht zu überwinden. Wenn Sie selbst rauchen und bei Ihnen eine Schilddrüsenerkrankung diagnostiziert wurde, fragen Sie sich vermutlich, ob da ein Zusammenhang besteht.

Raucher haben durchschnittlich etwas niedrigere TSH-Werte als Nichtraucher. Nach einem Rauchstopp steigen die TSH-Werte wieder an. Allein daraus ergibt sich noch keine Krankheit. Dennoch: Tabakrauch ist nicht harmlos, auch für die Schilddrüse nicht. Tabakrauch enthält Thiocyanate, Substanzen, die die Jodaufnahme in die Schilddrüse blockieren. Die Verweilzeit von Thiocyanat im Körper beträgt ein bis zwei Wochen. Das ist wesentlich länger als bei anderen schädlichen Substanzen, etwa Nitraten im Trinkwasser. Noch wichtiger ist, dass Thiocyanat verglichen mit Nitrat eine mehr als hundertfache Bindungsfähigkeit an den Jodtransporter der Schilddrüse hat. Nitrat kann übrigens nicht nur im Trinkwasser enthalten sein, sondern ist ebenfalls Bestandteil des Tabakrauches.

Der Jodtransporter, Natrium-Jodid-Transporter genannt, ist ein Transporteiweiß, das Jod in die Schilddrüsenzelle bringt. Bei mangelhafter Funktion kommt es durch den daraus resultierenden Jodmangel zu einer verminderten Bildung von Schilddrüsenhormonen. Tabakrauch mit dem darin enthaltenen Nitrat und Thiocyanat hemmt darüber hinaus die Thyreoperoxidase, ein Enzym, das ebenfalls wichtig ist für die Schilddrüsenhormonsynthese. Tabakrauch ist also doppelt schlecht für die Schilddrüse, weil sowohl die Jodaufnahme als auch die Bildung von Schilddrüsenhormonen gehemmt werden.

Klarer Fall bei Basedow

Dass Rauchen speziell bei einem Morbus Basedow einen sehr negativen Einfluss hat, konnten Sie bereits nachlesen. Beim Basedow hat Rauchen negative Auswirkungen auf das Immunsystem, besonders auf die Augensymptome, die endokrine Orbitopathie (EO). Das konnte durch zahlreiche Untersuchungen eindeutig gesichert werden. Eine EO tritt bei Rauchern mit Basedow etwa dreimal so häufig auf wie bei Nichtrauchern mit Basedow.

Rauchen ist der stärkste Risikofaktor für eine EO. Mit dem Rauchen aufzuhören, ist zudem das Einzige, was EO-Patientinnen und -Patienten selbst aktiv tun können, um eine EO zu verhindern oder ihre Schwere günstig zu beeinflussen. Umfragen zufolge wissen das übrigens das fast alle Basedow-Betroffenen. Wie viele davon das Rauchen daraufhin eingestellt haben, ist jedoch nicht bekannt.

Kein Einfluss auf Schilddrüsenkrebs

Anders, als man vermuten könnte, erhöht Rauchen nicht das Risiko, an Schilddrüsenkrebs zu erkranken. Das Gleiche gilt für Alkohol. Rauchen und Alkoholkonsum scheinen das Risiko, an Schilddrüsenkrebs zu erkranken, sogar zu senken. Das zeigen zumindest die meisten hierzu durchgeführten Studien, einschließlich der größten, kürzlich aus Korea veröffentlichten Untersuchung an fast zehn Millionen Personen. Die Häufigkeit von Schilddrüsenkrebs war für beide Faktoren um etwa zwei Drittel niedriger als bei Nichtrauchern beziehungsweise nicht Alkohol trinkenden Personen.

FAKTEN GEGEN SCHULDGEFÜHLE: Falls Sie einen verdächtigen Knoten oder sogar eine Schilddrüsenkrebsdiagnose haben, können Sie diese Erkenntnisse in gewisser Hinsicht beruhigen: Ihr Lebensstil ist nicht schuld am (möglichen) Schilddrüsenkrebs. Das kann entlasten und Selbstvorwürfen entgegenwirken.

Einen praktischen Rat sollten Sie aus diesen Erkenntnissen auf keinen Fall ableiten! Rauchen und Alkohol gehen nachweislich mit gravierenden gesundheitlichen Risiken einher – unter anderem auch bezüglich vieler gefährlicher Krebsformen –, die diesen kleinen Vorteil mit Blick auf Schilddrüsenkrebs bei Weitem überwiegen. Es bleibt also dabei: Mit dem Rauchen aufzuhören, lohnt sich immer. Eine Schilddrüsenerkrankung kann ein Anstoß sein, es – vielleicht wieder einmal – damit zu versuchen. Mit dem Rauchen aufzuhören, ist nicht leicht, mit professioneller Unterstützung können Sie es aber schaffen. Lassen Sie sich dazu von Ihrer Ärztin oder Ihrem Arzt beraten.

Stress und Sorgen? Nutzen Sie Ihre inneren Kräfte

Stress ist ungesund. Auch für die Schilddrüse? Das ist möglich. Doch auch die Erkrankung selbst ist ein Stressfaktor.

Stress wirkt sich negativ auf unsere Gesundheit aus. Das gilt insbesondere für den sogenannten Dysstress, den unangenehmen, bisweilen quälenden Stress – eben das, was wir meinen, wenn wir sagen, dass wir „total gestresst" sind. Dieser Stress ist nicht gut für Ihr Immunsystem. Bei Autoimmunerkrankungen, zu denen auch Hashimoto und Basedow zählen, ist Stress daher ungünstig und kann die Symptome verschlimmern. Über den Zusammenhang von

Stress und Basedow haben Sie schon auf Seite 60 einiges erfahren. Hier sind zwar vor allem außergewöhnliche Schicksalsschläge als Auslöser relevant, die sich leider kaum vermeiden lassen, doch auch starker Alltagsstress ist sicherlich nicht gerade förderlich.

Das empfindliche Herz

Doch nicht nur unser Immunsystem reagiert auf Stress, sondern auch unser Herz. Es gibt Menschen, die am Herzmuskel eine besondere Empfindlichkeit für Schilddrüsenhormone haben. Nicht nur die sicht- und messbare Überfunktion schadet dem Herzmuskel. Es kann sich auch um eine sogenannte „Sollwertverstellung" handeln: Der Herzmuskel reagiert dabei schon auf kleinste Mengen an Schilddrüsenhormonen, wenn die messbaren Schilddrüsenwerte noch im Normbereich liegen. Diese Hormone können auch die Empfindlichkeit des Herzens für die Stresshormone Adrenalin und Noradrenalin steigern. Es liegt auf der Hand, dass Betroffene dadurch stressanfälliger werden, dass Stress also das Herz besonders belastet, was gefährlich werden könnte.

Vieles auf diesem Gebiet muss noch erforscht werden. Stress beeinflusst alle Organsysteme. Nicht alles kann der Körper mit seinen Kontrollsystemen selbst regeln. Es ist dann sinnvoll, wenn Sie ihm helfen, den Stress zu managen, was meist bedeutet, den Stress zu reduzieren. Davon profitiert dann auch die Schilddrüse.

Schwierige Zeiten bewältigen

Neben diesen medizinischen Zusammenhängen gibt es noch einen anderen, nicht weniger wichtigen Grund, auch an Ihr seelisches Wohlbefinden zu denken: Wenn Ihre Schilddrüse erkrankt, wird diese schnell selbst zum Stressfaktor, zum Anlass für Sorgen und Ängste. Es kann beispielsweise sein, dass Ihnen die Symptome einer Funktionsstörung sehr zu schaffen machen, umso mehr, wenn sich diese durch die Behandlung nicht sofort oder nicht ausreichend bessern. Auch die Suche nach der korrekten Diagnose kann zermürbend sein. Gerade dann, wenn das Thema Krebs im Raum steht, ist die Angst oft groß.

BOXBREATHING

Schnelle Entspannung für zwischendurch? Dafür sind Atemübungen gut geeignet. Probieren Sie diese mal aus.

1 Nehmen Sie eine bequeme Position ein, zum Beispiel auf einem Stuhl oder auf einem Kissen auf dem Boden. Achten Sie dabei darauf, dass Ihr Rücken gerade ist. Zählen Sie bis vier und atmen Sie durch die Nase in den Bauch ein. Spüren Sie, wie die Luft in den Bauch gelangt.

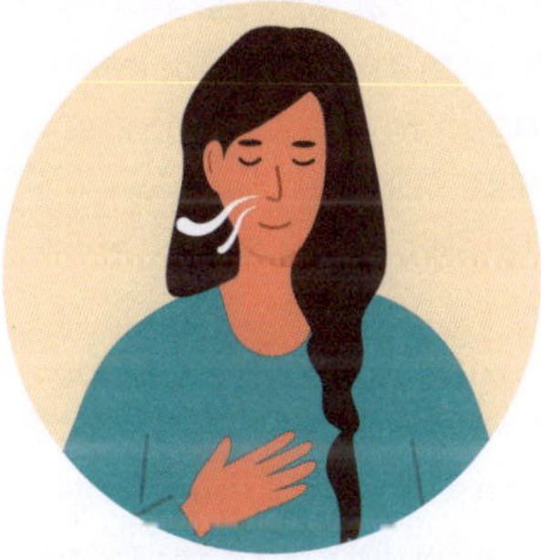

2 Halten Sie die Luft an. Zählen Sie langsam bis vier, indem Sie die Zahlen im Kopf sagen.

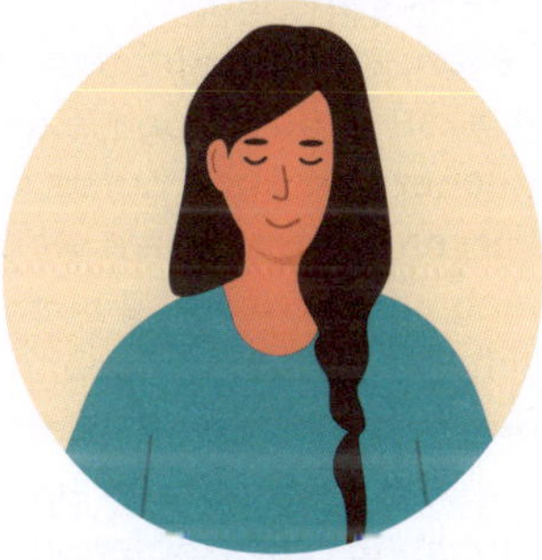

3 Atmen Sie durch den leicht geöffneten Mund aus und zählen Sie dabei bis vier. Atmen Sie vollständig aus. Spüren Sie der Luft nach, wie sie den Weg aus Ihren Lungen durch die Luftröhre und den Mund nach außen nimmt.

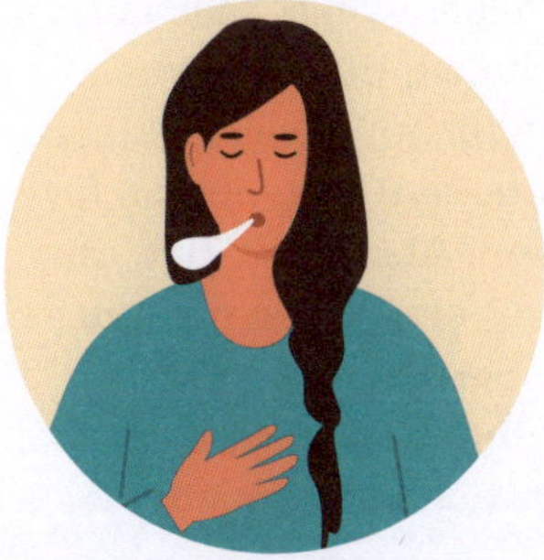

4 Zählen Sie nun bis vier und atmen Sie währenddessen nicht. Konzentrieren Sie sich auf die leere Lunge und den kleingewordenen Bauch. Wiederholen Sie die Schritte eins bis vier etwa fünf Minuten lang.

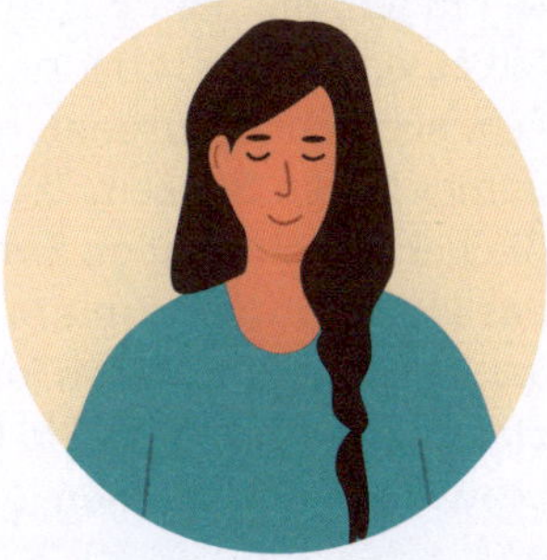

Auch Entscheidungen können belasten, umso mehr, wenn man im wahrsten Sinne des Wortes die Qual der Wahl hat, weil letztlich alle Behandlungsoptionen immer auch mit Risiken und Nachteilen verbunden sind. Einige Ihrer Ängste sind vielleicht klar begründet, andere eher vage oder gar „irrational“, was sie nicht weniger belastend macht.

Jedes dieser Szenarien bedeutet immer auch: Stress. Kommt dann noch Stress in anderen Lebensbereichen hinzu, kann es schnell zu viel werden. Sie sollten sich daher klar machen, dass auch eine gut behandelbare, vielleicht nicht allzu schwerwiegende Schilddrüsenerkrankung eine Krankheit ist, und jede Krankheit raubt uns Energie. Es kann sinnvoll sein, sich vorübergehend krankschreiben zu lassen. Oder es in anderen Bereichen „ruhiger“ anzugehen, sich bewusst Pausen und Auszeiten zu gönnen.

Nicht nur, aber gerade dann, wenn Ängste und Sorgen eine große Rolle spielen, können auch gezielte Techniken zur Stressreduktion helfen, etwa Meditation, autogenes Training, Progressive Muskelrelaxation oder Yoga. Hierzu gibt es Anleitungen im Netz, zahlreiche Bücher und auch Kurse, deren Kosten teilweise von den Krankenkassen übernommen werden. Sehr effektiv und vor allem sehr einfach umsetzbar sind auch Atemübungen, die es erlauben, sich schnell in einen entspannten Zustand zu versetzen. Eine Kostprobe finden Sie auf Seite 169.

Wenn Sie gerade sehr belastet sind, ist diese kleine Übung natürlich nur ein Tropfen auf den heißen Stein. Scheuen Sie sich nicht, sich bei Bedarf professionelle Hilfe zu holen. Nicht nur Ihre Schilddrüse sollte Thema beim Arztgespräch sein, sondern auch die Frage, wie es Ihnen mit der Situation geht.

Eine Hilfe kann eine kleine Atemübung vor allem dann sein, wenn Sie mal kurz Abstand gewinnen wollen – zum Beispiel genau jetzt, am Ende dieses Buches. Sie haben nun viel erfahren, vielleicht ein paar neue Perspektiven gewonnen. Und Sie haben möglicherweise Fragen, die Sie Ihrer Ärztin, Ihrem Arzt stellen wollen. Machen Sie einen Termin. Aber nehmen Sie sich auch Zeit, durchzuatmen. Fast alle Schilddrüsenerkrankungen sind gut behandelbar, und fast immer haben Sie Zeit. Zeit, um alles zu verarbeiten, Zeit, um die für Sie persönlich richtige Entscheidung zu treffen. Aber auch Zeit, um das kleine Organ in Ihrem Hals einfach mal für eine Weile ganz zu vergessen. Wenn Ihnen jetzt danach ist, tun Sie das. Die Chancen stehen sehr gut, dass Sie früher oder später Ihre Schilddrüsenbeschwerden und -sorgen loswerden. Seien Sie daher zuversichtlich.

HILFE

Hilfreiche Internetseiten

Register

HILFREICHE INTERNETSEITEN

Schilddrüsen-Liga Deutschland e. V.
Dachverband der Selbsthilfe-Gruppen für Schilddrüsenkranke und deren Angehörigen
schilddruesenliga.de

Bundesverband Schilddrüsenkrebs Ohne Schilddrüse leben e. V.
Gemeinnütziger, bundesweit tätiger Selbsthilfeverein.
sd-krebs.de

Deutsche Gesellschaft für Allgemein- und Viszeralchirurgie e. V.
Die Seite enthält u. a. eine Liste zertifizierter Zentren für Schilddrüsen- und Nebenschilddrüsenchirurgie.
dgav.de
Die Liste finden Sie unter:
dgav.de/zertifizierung/zertifizierte-zentren/chirurgische-endokrinologie.html

Deutsche Gesellschaft für Endokrinologie e. V. Sie bietet unter anderem Informationen zu verschiedenen Schilddrüsenerkrankungen sowie eine Arztsuche-Funktion.
endokrinologie.net

Deutsche Krebsgesellschaft e. V.
Umfassende Informationen zum Thema Krebs (nicht nur Schilddrüsenkrebs)
krebsgesellschaft.de

Netzwerk Hypopara
Selbsthilfegruppe für Nebenschilddrüsenunterfunktion
hypopara.de

Selbsthilfegruppe C-Zell-Karzinom e. V.
Selbsthilfegruppe für das sehr seltene C-Zell-Karzinom
c-zell-karzinom-online.de

REGISTER

K

L

M

N

O

P

R

S

T

U

V/Z

Die Stiftung Warentest wurde 1964 auf Beschluss des Deutschen Bundestages gegründet, um dem Verbraucher durch vergleichende Tests von Waren und Dienstleistungen eine unabhängige und objektive Unterstützung zu bieten.

Der Autor: Prof. Dr. med. Dr. h. c. mult. Henning Dralle ist einer der führenden Schilddrüsenchirurgen weltweit. Seine Forschungsleistung wurde vielfach ausgezeichnet, so erhielt er unter anderem als erster Europäer den „Light of Life Foundation Award" vom Memorial Sloan Kettering Cancer Center in New York. Am Operationstisch rettet er Leben – mit heilenden Händen, jahrzehntelanger Erfahrung und viel Empathie für seine Patientinnen und Patienten.

Stiftung Warentest
Lützowplatz 11–13
10785 Berlin
Telefon 0 30/26 31–0
Fax 0 30/26 31–25 25
www.test.de
email@stiftung-warentest.de

USt-IdNr.: DE136725570

Vorständin: Julia Bönisch
Weitere Mitglieder der Geschäftsleitung:
Dr. Holger Brackemann, Daniel Gläser,
Dr. Birger Venn-Hein

Programmleitung: Niclas Dewitz
Autor: Prof. Dr. med. Henning Dralle
Projektleitung: Eva Gößwein

Fachliche Unterstützung: Barbara Schulte, Schilddrüsen-Liga Deutschland e. V.
Lektorat: Eva Gößwein
Mitarbeit: Heike Plank
Korrektorat: Nicole Woratz, Berlin
Titelentwurf: Daniela Greven
Layout: Christian Königsmann
Grafik, Satz: Anna Bakalovic
Illustrationen: Anna Bakalovic
Bildnachweis: Prof. Dr. med. Henning Dralle (Titel); gettyimages: S. 33, 65, 79, 129, 147, 157, 160
Produktion: Anne-Katrin Körbi
Verlagsherstellung: Rita Brosius (Ltg.), Romy Alig, Susanne Beeh
Litho: tiff.any, Berlin
Druck: MEO MEDIA, eine Marke der Meinders & Elstermann GmbH & Co. KG, Belm

ISBN: 978-3-7471-0842-0

Wir haben für dieses Buch 100 % Recyclingpapier und mineralölfreie Druckfarben verwendet. Stiftung Warentest druckt ausschließlich in Deutschland, weil hier hohe Umweltstandards gelten und kurze Transportwege für geringe CO_2-Emissionen sorgen. Auch die Weiterverarbeitung erfolgt ausschließlich in Deutschland.